笑迎風雨

マイナスもプラスに生きる‥心の健康は身体も健康に導く

東城百合子 著

陳曉麗 譯

推薦序

我心中的君子

劉力紅（中醫博士、名著《思考中醫》作者）

東城百合子的一生幾乎都在與飲食打交道，在經營她的健康料理。從二十四歲罹患肺結核瀕臨死亡，因食糙米而獲救，便一發不可收拾。

料理一詞司空見慣，便很少有人去追尋它的究竟。在日本民眾的眼裡，料理等同於飯菜，而飯菜以料理代之，起於何時？此處雖無意去考問，但料理二字卻是耐人尋味。料理的核心是一個理字，中國文化講：有理走遍天下，無理寸步難行。為什麼呢？因為理從道出，故又有道理二字。

就以糙米而言，為什麼能夠療癒垂危的肺結核病？因為糙米與現今大眾普遍食用的精米雖同出自於稻穀，但糙米的加工僅去除穀殼，而保有精米去除掉的種皮、果皮及糊粉層，從現代營養學的角度，這三層恰恰是富含維生素、蛋白質及脂肪的部分。從中醫的角度，稻為肺之穀，而肺主皮毛。因此，於稻米而言，糙米保有的上述三層，正好屬於皮毛的部分，是作為肺穀之稻米的精華中的精華。可以說，稻米之所以能夠作為肺穀，恰恰是因為有這個部分。至此，糙米為什麼能夠養肺，進而滋養全體，也就不言自明。從這個意義而言，精米的製作和普遍食用，無疑是人類所做的一件最對不起上天，也是最作賤自身的一件蠢事！

糙米的益處還不僅在此，由於糙米保有的三層，使其較精米而言，具有更大的韌性。故而在食用的過程中，便不能如精米一般囫圇待之。糙米的食用，你必須認真對待它，你不得不細嚼慢嚥！這便應了《論語・鄉黨》中，孔聖的「食不厭精」。實在地說，飲食並不在於吃什麼，而在於怎麼吃。消化一詞，其義本廣，但現今主要用來做食物的消化了。就食物的消化而言，消歸消，化歸化。消在口腔中完成，化則歸於腸胃。消的過程可以自主，化就由不得你了。而化必以消為前提，唯有好的消，才有好的化，這是一定的道理。那究竟什麼才是好的消呢？從消的造字從水便知，必要口中有水（唾液）了，才算得好消，這便是所謂的「食不厭精」！口中的水為什麼這般珍貴？我們看一看「活」字，便一目了然。故而糙米的食用，不僅僅是糙米的本身，更在於糙米的食用規範了飲食的過程，使得食物的消化更具效能，更有利於健康。我們常說病從口入，食物未經「消」的過程，便囫圇下之，其結果必然難化，如此，食下的不過是一堆垃圾，何能不病？因而，一個糙米實在是具有無量的功德。

東城百合子的料理使我想到了商初的伊尹，伊尹身為廚祖，亦為湯液的鼻祖。而至東漢，仲景論廣湯液為《傷寒雜病論》，至此湯藥方劑流布漸廣，日本亦深得其益，並尊之為漢方。由伊尹至仲景，這一路下來，我們不禁感嘆，東城老師的健康料理，東城老師的「廚房即是藥房」的提倡，這何嘗不是一種回歸先聖的道路。

健康料理的精髓，在於回歸天道，在於體認自然賦予食物的生命力，而在食物料理之外，我更鍾意於東城老師的精神料理。老師一生歷盡坎坷，九死一生，卻能笑迎生命困頓的風雨，此刻我突然想到了《周易》困卦的彖辭，《彖》曰：「困，剛掩也。險以說（悅），困而不失其所亨，其唯君子乎！」誠然，老師即我心中的君子！

導讀

媽媽道，法自然，素天命

梁正中（正好文化發行人、「媽媽道傳習中心」發起人）

二〇一六年初在大阪和秋山木工創辦人秋山利輝先生探討人類究竟該如何應對當今世界子女教育、家庭和諧、食品安全、氣候變化等種種危機時，我們的共識仍無出中國古聖先賢之右，即家庭教育乃治國平天下之根本，而家庭教育多倚重母親。因為主持家政者多為母親，如母親賢淑懿行，子女在家中耳濡目染，自然獲益非淺。當今世界種種危機的源頭，實質是「母教」（母親對子女的教育）不興。

我請教秋山先生，當今日本是否還有「媽媽道（即母教）」存在？是否還有人專門在教人如何當好媽媽？如果有，典範人物是誰？秋山先生不假思索地回答，東城百合子老師的料理教室本質是弘揚「媽媽道」，年逾九旬的長者是日本媽媽道第一人，而且她也是料理道高人，是「自然食物」、「自然療法」眾所周知的專家。

托陳曉麗女士的福（此後數月，她連續多次參加東城老師的培訓課程），我得以和老人家結緣。二〇一六年五月一日，東城老師和一眾弟子結束在臺灣的講學，即將回國。那天早晨，在東城老師下榻的酒店大堂，我和老人家第一次相見。交流不到一個小時，我便領教到老人家的「威力」。陳女士「好心」提議：將來梁先生可以把東城老師的書出版、引進到華語世界，以便更多人學習。我們當即遭到老人家棒喝：出版書有什麼用？我寫的書難道僅僅是為了停留在紙上，放在書店賣？其聲如洪鐘，道氣逼人，直指人心。

接下來的半年時間，我開始老老實實學習、瞭解老人家一生的來龍去脈。老人家的一生，是學習的一生。向《聖經》、佛典，向米勒老師、手島老師、常岡老師，向螞蟻、野草、食物學習；又向不斷出現的煩惱、疾病、婚變、死亡等學習；也向充滿整個宇宙的愛和真理學習，從而了悟生命因緣與自然造化的法則，最終將惡緣統統轉化為善緣。一次次的身心絕境，讓她「置之死地而後生」。重生後的她，心眼復活，生命神性光輝之「愛」自然流淌。經脈、血脈（包括血緣之脈）、人脈、天脈豁然貫通。一切自然而然，心空，空心，自然力就會進駐，也就活出「真空生妙有」的境界。自覺，再覺他。四十五年前，東城老師完全信靠上天的自然之力，從一個母親的天命、天責出發，白手起家，創辦《您與健康》雜誌，並延伸到東城料理教室，和東城月度健康（身心靈）例會。免費與天下人，尤其以此與媽媽們結緣，完全一種「無中生有有亦無」的大地之母氣概。

從此，不斷育根，自利利他，心眼大開。東城老師和家族

（包括丈夫的五來家族）、國家、人類、宇宙萬物的連接也層層加深。原來，每個人是托這一層層因緣與力量或能量（俗稱「老天」）而活著。「活著就要感謝」，心自然回到本來的位子，人也隨之素位而行。人法地，地法天，天法道，道法自然。這一切在東城老師身上得到了實證。「人的身體拜自然所賜」，所以，要轉換思維，把目光轉向大自然，大地生產出來的植物，才是人類的食物。故此，應該吃土地培育出來的食物，如穀類（特別是糙米）、蔬果等，而不是動物性食物。

數十年來，東城老師以家庭為道場，把育兒、教子、一日三餐、生老病死苦等日常視為育生命之根的修行，而著作等身：《家庭自然療法》、《救命自療》、《糙米菜食與健康料理》、《培養一輩子健康的孩子》、《斷奶後的健康育兒》、《從餐桌開始的子女教育》、《天道的生活》等。受東城老師影響，我也盡可能在自己日常生活中嘗試糙米、味噌、漬物等自然食物，心漸漸歇息下來。慢慢地從「看山不是山、看水不是水」的境地中脫落出來，不由欣喜：老人家不正是我回歸「看山還是山，看水還是水」生活的活樣子嗎？

「紙上得來終覺淺」，為了探得「廬山真面目」，二〇一六年十一月二十二日，我專程去東京，參加東城料理教室的培訓。除了我以外，幾乎清一色的都是年齡不一的媽媽。主持是七十多歲的米澤佐知子老師。三十多年前，她患癌症晚期，瀕臨死亡，在絕望中遇到東城老師，並在老人家的棒喝下被喚醒：生病，其實是讓你重新審視過往作息或生活習慣的良機，「向疾病學習」，比「治療疾病」還重要。配合種種自然療法，米澤老師居然起死回生，進而追隨東城老師，走上幫助天下媽媽學習「如何當媽媽」之路。這兩年，當我在日本遇到一個又一個像米澤老師這樣的「東城弟子」時，我終於明白為什麼當初秋山先生把當今的「媽媽道」和東城百合子老師劃上等號了。

那天特別巧，我正好趕上每月一次的「您與健康」例會。數百人從全國各地趕來聆聽東城老師演講。三個小時，老人家站在臺上，如立地生根，沒喝一口水，全然地用心演講，瘦小的身軀卻散發出了頂天立地的力量。講座唯一的教具，是一幅連通天、地、人的宇宙大生命樹之圖（參見本書第175頁）。雖然沒有翻譯，我全神貫注，被老人家純然、有力、專注、大愛的「氣場」所折服，由衷升起敬意。這，是一位超越國界的媽媽，用全然的愛，在對自己的孩子們諄諄教導效法自然的活法。「人與宇宙大生命」圖，以及一些漢字標注等，讓我和老人家的交流，暢通無礙。這張圖也是她百年人生跌宕起伏、終至天人合一的定格。

今年煙花三月，我在揚州接待東城老師的長子五來純社長。三天朝夕相處，一日三餐體驗當季、當地的野菜料理。的確，我們都是自然之子。雖然語言不通，但天然食物帶給我們的和諧之美、對於自然的愛與親情是一致的。我們交流最多的，當然還是東城老師是如何做媽媽的。在五來社長繪聲繪色地講述東城老師的媽媽之道時，他同時也在告訴我：媽媽，是家庭愛的源頭，也是社會愛的源頭。媽媽的愛，不僅僅在儀容和語言中，更在廚房，在家庭每日衣、食、住、行、養中，在點點滴滴的生活細則中。

其實，東城料理教室正是一所「媽媽道學校」的活樣子。東城老師多年來一直呼籲日本媽媽，盡可能回到廚房，把愛帶回家庭。好主婦是一家之家風、家規、家道的真正傳人。儒家文化，是以家庭為中心的。千百年來，無論是日本，還是中國的優秀傳統文化，一大半也是靠家庭、靠媽媽們傳承的。一百年前，一代高僧印光大師就曾為母教發言：「以孟子之賢，尚須其母三遷，嚴加管東而成，況平庸者乎？」又說：「世俗皆稱婦人曰太太，須知太太二字之意義甚尊大。查太太二字之淵源，遠起周代，以太姜、太任、太姒，皆是女中聖人，皆能相夫教子。太姜生泰伯、仲雍、季歷三聖人。太任生文王。太姒生武王、周公。此祖孫三代女聖人，生祖孫三代數聖人，為千古最盛之治。後世稱女人為太太者，蓋以其人比三太焉。由此觀之，太太為至尊無上之稱呼。女子須有三太之德，方不負此尊稱。家庭教育為治國平天下之根本，而教女尤為重要。以有賢女，方有賢婦、賢母。賢母所生之兒女，皆為賢人。」東城老師的《您與健康》雜誌，以及月度例會，正是媽媽們如何育自己、子女、家庭之根的講習所。在揚州的交流會上，當五來社長看著台下一張張熱情、好學、求索的面孔，也燃起了他擔負中日民間交流使者的激情，沒等回到家，他已經迫不及待地向東城老師電話報告：揚州「正好三合院」的媽媽道學校，已初具雛形，即將揚帆遠航了。

二〇一八年五月十一日，我專程去東京，再次體驗東城料理教室課程。這一次，東城老師親臨現場授課，並為一位年輕女學員頒發畢業證書。畢業生的母親帶著家人，鄭重其事來到現場。原來，她的母親曾是一位校長，因從前不會當媽媽，和自己的女兒關係不睦，和家人關係也很疏遠。後來有緣跟隨東城老師學習，在老人家的棒喝和引領下，找回自己的心根，重返本位，回到家庭，回到廚房，努力學習如何當媽媽，進而把女兒帶進東城料理教室學習。像這樣家庭破碎，或身心患病的媽媽，在東城料理教室「得救」的案例，屢見不鮮，幾乎每天都在上演。「桃李不言，下自成蹊」，幾十年來，東城老師的學生和弟子已經成千上萬，遍佈全日本。

三年來，特別感謝陳曉麗女士，往返於大阪、東京之間數十次之多，不斷地親身用心體驗東城料理教室，並隨時與我分享。我們終於逐漸明白東城老師料理道的宗旨和精髓。原來，在這裡，料理只是帶領媽媽進入愛、自然、本位和天命的媒介。而媽媽是帶領家庭、社會、世界進入愛與和平的使者。從東城老師的身體力行，我們看到：愛是不分別的，無論好壞，一概包容。母愛，是家庭、子女的最大養分。從分別的頭腦，走向心的根育，是解決人類所面臨種種危機的究竟之法。

東城老師認為，現在越來越多的人心眼瞎了，無法和自然力量相連接，忘了感謝大自然，因而身心危機重重，成為不幸的根源。眾緣和合，當天會談結束前，東城老師把她諸多著作的版權授予正好出版社，期許我們親身實踐根育，並通過堅持培養人，尤其是年輕媽媽的根性，造福更多有緣人。

孫中山先生曾說過：天下的太平安危看女人，家庭的盛衰看母親。古大德也講：閨閫乃聖賢所出之地，母教為天下太平之源。在此，我以一己卑微之力，發起「媽媽道傳習中心」，旨在拋磚而引玉。謹以此書獻給天下立志效法孟母、效法東城百合子的媽媽們，大家齊心協力，攜手重振媽媽道（母教）。在圓滿家庭的同時，也能像東城老師這樣，大愛無疆，自覺覺他，創辦出一個又一個「媽媽道」生命接力平臺。

作者序

回歸天道生活——致中文版讀者

東城百合子

近年因為腿腳不方便，我無法遠行了，沒想到卻變成常有人從日本各地專程來看我；現在由於這本書的出版，我還將接觸到更遙遠遼闊的華文世界裡，許許多多有緣的讀者朋友。

這一切真是不可思議，也讓我深感榮幸。

我曾去台灣演講，但總的來說，對華文世界的了解很有限。所謂「一方水土養一方人」，如果我有一點生活心得、人生智慧的話，那也是拜日本這片土地所賜，不敢奢望本書一定能契合華文世界讀者所需，我只是恭敬奉上，謹供大家參考，但願讀者們能領略其中的生活精神與原則，再依自己的四季水土、環境際遇做適當的調整應用。

例如，在氣候乾燥的國家，人們要吃大量蔬果以補充水分，但這樣的飲食對於雨水豐沛、種植水稻的日本島國的居民並不合適，硬這樣吃的結果會把身體累積出寒症。

像我這樣一個日本人，一直以來都深信生命是上天賜予的，不知道華文世界的朋友是否也這樣認為？

我講一個我孫子四歲時的故事。

我和孫子一起收集枯葉，漚了一堆腐葉土，然後播下紫羅蘭的種子，很快就發芽開花，成長順利得讓人驚訝。孫子很開心，每天一個人興沖沖地給花澆水。有一天，他發現有盆紫羅蘭花的葉子枯了，竟生氣地對我說：「奶奶，您沒好好給它吃飯，花太可憐了，不可以這樣啊！」

他所說的給花「吃飯」就是澆水。即使沒特別教導，孩子仍從親手實做當中見到了生命，並能對那枯萎的花朵感同身受。

這正是一種非常寶貴的覺察與感知。

過去日本人一直是帶著這樣對萬物生命的覺察與感知在過生活的，這造就了日本文化充滿虔敬與細緻感性的一面。

很可惜現代人覺察與感知的能力越來越弱了，人們只會用頭腦思考算計，認為有錢就是萬能，為了錢不惜投入愚蠢殘酷的戰爭。

人常自以為了不起，其實別說自己的生命，光說自己的身體，我們就無法真正瞭解。身體五官四肢乍看好像任我們使喚，但其神經卻是由上天控制的，而不是我們。

心臟跳動、肺臟呼吸，這是上天在起作用。我們感到疲倦時會休息，但心肺還堅持繼續工作，或許可以說上天為了我們的生存，工作得很辛苦，但我們渾然不知敬惜感恩，淨做一些自私自利、莫名其妙的事，導致神經超過負荷而衰弱，內臟出現炎症。

我曾在襁褓時期受過傷，因而終生不良於行，但我從沒把自己看作是有殘缺的人。

父親曾撫摸著我的傷腿鼓勵我說：「這是天賜之物（父母並不知道我為什麼受傷），傷痛也是上帝給的。要讓自己的腿強健起來，做個有用的人。」

從那以後，我一直在琢磨如何讓自己的腿好起來，沒有恨過別人。

回顧九十三年人生旅程，我一直藉由各種經歷來鍛鍊自己的能力，曾瀕臨死亡的疾病也讓我明白，要有益於他人之心，金錢要花在他人身上，因為這一條命不是我自己的，而是上天應許的，因此我相信上天隨時隨地都在看管、看顧著，我只要好好過著符合天道的生活，其它一切、甚至生死都毋須憂慮。

透過我平淡一生的故事，希望告訴中文讀者，上天看管看顧的生命是帶著獨特且崇高的使命而來，不會什麼事都沒做，就讓疾病白白奪去生命。我早就下決心要為社會、為他人而活！

如果閱讀這本書能給您增添一點活力，我將感到十分欣慰！

目錄

劉力紅推薦序　我心中的君子……3
梁正中導讀　媽媽道，法自然，素天命……7
作者序　回歸天道生活——致中文版讀者……17
前言　健康根植於心靈……26

I　向自然力學習的人生……33

第1章　自然力讓我脫胎換骨……34
學習碰壁，惡疾上身／上帝，讓我活下去吧！／腦袋裡的營養學救不了我／糙米之力，無與倫比／大自然有的是「自然」能量

第2章　意識到心靈世界的存在……49
向螞蟻學習自然力／向野草學習大自然的善意／治病的不是物質，而是心念／首先從「修心」開始／截長補短，體會食物療法

第3章　任何時候大自然都充滿了光明和力量……61
瘦弱之日正是改造之時／專注於目標的實踐／最小投入獲得最大收穫／大火燒不去心中的希望

第4章　肉眼看不見的生命之根……69
餐桌上的溫暖／大自然教會我沙療／野草的頑強生命力／靠自然療法治癒盲腸炎／經受鍛鍊才有堅強的生命力／甜食過多的後遺症／通過體驗理解少食的妙處

Ⅱ　向心靈老師學習的人生……85

第5章　米勒老師通過豆奶教授「愛的營養學」……86
和豆奶博士的邂逅／從事上天支持的工作／培養能弘揚生命價值的料理技術／因為緣分去了沖繩／虛處藏神，身土不二／借助媒體推廣健康運動／從未有過的巨大反響／學習瞭解「育根」重要性的那三年

第6章　手島郁郎老師沒分別心的愛……106
重視人際關係，危機就會變轉機／包容優點和缺陷的愛／正確的教育方式／冒險之愛

第7章　常岡一郎老師的「上天經濟學」……117
一本雜誌的奇緣／「無」和「空」不一樣／以「竹竿禪」放空自己／斬斷過去，從零開始／困難多，解決的辦法更多／來自天脈的人脈／全神貫注於根的成長

III　向不可思議的因緣學習的人生……141

第8章　惡緣纏身的重重考驗……142
突如其來的分手／人生不能只看會變來變去的東西／良緣難得，惡緣不必留／雪上加霜，肺結核復發／自然輪廻之緣

第9章　漸漸看到了以前看不見的東西……160
好好活下去才是正道／宇宙與人類的關係／生命和血脈的聯繫／根的狀況通過枝葉表現出來／所謂信仰，就是學習生活之道／桃李不言，下自成蹊

第10章　惡緣轉化為良緣……181
父母就是活著的先祖／臨死時的姿態／彷彿謎語一下被解開／丈夫不可思議的遺物／葬禮的意義不僅在逝者／在各種因緣下不斷拓展規模／死亡不是結束，而是開始

IV 領悟生命的可貴

IV 領悟生命的可貴……205

第11章 美麗生命的躍動……206

生命的誕生／胎教決定一生／生命父母一直都在你身邊／以吃虧換取進益的「根育」之道／所謂生活，是「生氣勃勃地活著」／結婚就是繼承血脈／打開心扉，迎來無限

第12章 逆來順受，笑迎風雨……232

人為什麼要學習？／人生不可能都是晴空萬里／良緣眷顧，告別殘腿／醫院也是快樂學習的課堂

日文原版後記（二〇〇三年）從一無所有開始……246

中文版後記（二〇一八年）唯一的秘訣……249

《您與健康》雜誌社社長後記 母親以親身經驗為證……262

譯後記 自然之力成就精彩人生……264

東城百合子年譜……270

前言

健康根植於心靈

每個人都希望擁有健康，所有的父母更都懷著各種夢想地培養自己的孩子，希望他們長成聰明、正直、對社會有用的人才。然而事與願違，很多人還是沒有獲得健康的身體，因此養生之道才成了熱門話題；更讓人遺憾的是，孩子們的成長也不一定都能符合父母的願望，有的甚至放蕩、粗魯得讓人吃驚。

因此，健康和教育已經成為今日社會的兩大課題，許多人都深感困惑，不知道怎麼辦才好。其實，健康或生病、幸運或不幸等外表的現象只不過是枝節問題，大自然早已告訴我們，如果只照護枝葉而不培育根柢，再高大的樹木也必將枯萎。真正的健康，是通過心靈健康這條「根」來推動健康的生活，進而獲致健康的身體和高品質的生命。

讓我明白健康始於改變生活方式和思維方式的，正是疾病和苦難。

就在二戰剛結束、日本社會一片混亂的時候，我得了嚴重的肺結核病，很長一段時間徘徊在死亡的邊緣。當時結核病的致死率很高，而且還會傳染，比今天的癌症更加讓人談之色變。在食品短缺、醫藥更加不足的那個年代，我只能透過增加營養、保持體力來治病，於是拚命地吃奶油、雞蛋，多喝牛奶，但病情還是不斷地惡化。

那時正值鏈黴素和PAS（對氨基水楊酸）剛研製出來，日本也從美國進口了一批，但價格十分昂貴，差不多相當於蓋一棟房子的費用。然而，即使爸媽花了大錢買來讓我服用，症狀也因此有所緩解，但藥物的副作用又讓人苦不堪言，病情繼續惡化。

這時，哥哥的一位醫生朋友向我建言：

結核菌在酸性血液中生長得快，而在鹼性血液中不能存活。如果只吃動物性食品補充營養，血液變得不再純淨，反而有利於病菌盤踞生存。

要轉變思維，把視線轉向大自然，回到大地母親的懷抱裡去，多吃從土地裡生長出來的、富含生命力的食物。

我把他的方法當成了救命稻草，開始每天吃糙米素食，並且放棄藥物、全面轉向自然療法。與此同時，我還向生命力旺盛的野草學習，心懷感激地接受它們的能量。在那段時間裡，我真切感受到了肉眼看不見的自然之力，流淚努力，戰勝了幾乎奪走我生命的結核病，恢復了健康。也因為受到無法抑制的感激之情驅使，我開始到處救助被疾病折磨的患者和在健康問題面前不知所措的人們，不知不覺中竟演變成我一生的工作。

不過，也就在我滿懷熱情和使命感、興沖沖工作的時候，卻突然遭遇了丈夫要求離婚的變故。在那段讓我痛苦得幾乎要嘔血的日子裡，我絞盡腦汁、東奔西走，希望找到一條永恆不變的真理——我應該追求什麼樣的人生？為什麼我會有這種種的遭遇？

我找到的答案是：雖然在外人看來我的前半生受盡了最嚴酷的考驗，但如果那都是上天的「賜予」，我也只能坦然接受、並通過它們來成長。

無論遇到什麼困難都是好事，都有利於人的成長。有利於成長的事就是好事。

人生導師這句勉勵的話給了我力量，讓我搖搖晃晃地站了起來。

種種困境之中，離婚經歷我尤其恥於對外人說起。在我最難以承受這份痛苦的時候，只要一提起這事我就臉色驟變，淚飛如雨。但如今，我已經能夠面對、超越它了——多虧了這次變故，讓我獲得極大的成長，如今更得以昂首挺胸地表達感激之情。現在的我雖然已經九十幾歲了，卻擁有一生中最健康、最充實的那份靈魂的平靜，我是幸福的。

不幸和災難常是改變命運的力量。只要心地明朗、培育廣泛的人際關係，就有緣獲得意想不到的幫助。

在沒有希望的黑暗裡苦苦掙扎的人們，不妨試著觀察一下大自然：無論多麼黑暗的夜晚，都必定能迎來一個明媚的黎明；酷寒的嚴冬之後，總會吹來溫暖和煦的春風；即使在趕路途中遇到天色已黑，只要朝著能照到太陽的方向走，就終能獲得光明的眷顧。

我經常為養育自己的「自然之力」的偉大而感動，而這本書所記錄的，更多是我恥於對外言及的人生經歷，但我希望，本書能把我的感動和自然的偉大力量傳遞給被疾病折磨的患者、沉淪在人生苦難中的弱者，或者以為人生再無希望而失魂落魄的人們。讓我忘卻了羞恥的，正是這個信念。

即使身陷人生最黑暗的低谷，太陽的光輝也在烏雲背後等著我們。倘若我這些拉拉雜雜的人生記錄尚有某些參考價值，我將無比欣慰！

I
向自然力學習的人生

人身拜自然所賜，不該認為身體是自己的，
也不能只關心食物而忘記自然之力。
持續努力和堅持，並虛心地把自己交給上天，
自然力就會發揮作用。

第1章

自然力讓我脫胎換骨

我已年過九十，但其實早在二十多歲的時候，就應該因為肺結核病而離世了。也就是因為那場病，才讓我的人生態度發生了巨大的變化。促使我戰勝疾病的基本動力，是兒時接受的教育和《聖經》。

學習碰壁，惡疾上身

二十來歲時，由於疼愛我的親人辭世，我開始思考「人從哪裡來，最終又回到哪裡去」的問題，因此喜歡上了閱讀《聖經》，希望通過這方面的學習來開拓自己的心靈世界。

話說在我開始閱讀《聖經》的一、兩年時間裡，我完全被書中內容迷住了，很想成為女傳教士，弘揚《聖經》精神，於是拚命爭取上神學院就讀；但那時我二十三歲，已經到了適婚年齡，所以家人堅決反對。儘管如此，我還是日思夜想地堅持要去，最終進了千葉的一所神學院（巧合的是，那是一所重視天然食物的基督學校）；報到時，我懷抱的願景正是成為這個教派的一員、將來得以從事傳教、佈道的工作。

那是一所美國人辦的學校，學生都得一邊學習、一邊工作；當然了，付出一定的勞動之後，也會按時收到一點津貼。雖然數額很小，但因為當時正值二戰結束後的混亂時期，大家都很窮，因此有很多人不顧家人反對前來「半工半讀」。戰敗的日本會變成什麼樣子，今後的日本人該如何生活下去——每個人都在尋找希望之燈，也都在辛苦工作，只讀書不勞動感覺很不光彩。

雖然那時的我已經有了營養師資格證，待遇比一般學生高一些，但由於父母反對而不幫我出學費，除了自立之外別無他法，所以我除了每天上一、兩個小時的課，其餘時間基本上都在食堂勞動。但這裡工資微薄，倘若不從早忙到晚，學費和生活費就一定湊不齊。每天回到宿舍的時候，我都筋疲力盡得像一團棉花。

更難受的，是難以擺脫的精神上的矛盾和痛苦——離家出走有價值嗎？在這裡我得到想要的東西了嗎？《聖經》裡的基督教給了我愛，並說這個愛充滿勃勃生機和力量，存在於基督自身的活法當中，因此我才來到這裡，結果並沒有找到。這所學校偏重理論，教導的並非我要尋找的基督之愛，因此非常失望；偏偏自己又是不顧父母反對跑來上學的，想打退堂鼓也沒臉回家，陷入了迷茫和苦悶當中，有一種走到盡頭的感覺，不知怎麼辦才好。

那時，我堅信基督教徒和那些信奉上帝的人都是很優秀的，認為問題出在自己，只有像自己這樣「不懂世事為何物」的人，才會跳脫不出現狀，讓自己深陷苦悶之中，而沒有意識到是在鑽牛角尖，不但把自己逼到了走投無路的地步，還在沉重的精神壓力下染患了肺結核。

上帝，讓我活下去吧！

就在我的內心激烈掙扎之時，身體也漸漸出現問題，但那時還不知道染患的是肺結核這種病，只好先回家再說。回家之後，筋疲力竭的身體已經無法工作，剛開始，醫生的診斷是「肋膜炎引起的胸部疼痛」，後來通過X光檢查發現有粟粒狀結核，整個肺部都不行了，這才緊急入院治療。入院時，意識已經模糊不清。

之所以會罹患肺結核，除了精神壓力和工作勞累，我想主要原因還是飲食失調。戰後物資匱乏，糧食實行配給制度，為了增加老百姓工作所需的熱量，政府毫無節制地供應砂糖；沒錯，戰爭期間確實很難得到砂糖，民眾對甜味渴望已久，所以剛開始如獲至寶，不知不覺間普遍攝取過量。那時大家都還不知道，過量吃糖會對身體造成很大的傷害。雖然我是學營養學的，知道大量攝入糖分不利健康，但手邊只有砂糖，所以總在吃加糖調味的食品，結果是血液被污染、鈣質和維生素都相對不足，精神壓力又大，才會染患肺結核。

當時鏈黴素需從美國進口，價格昂貴，但好歹有些效果，所以醫生每天都用鏈黴素來治療我，最多時一個月打掉六十支針劑。那時我也還沒有「藥物都有副作用」的概念，只知道耳朵開始出現唧唧作響的耳鳴症狀，身體也有了異樣感覺。另外，漸漸地藥物不再有效，副作用導致血便、血尿和血痰，以及發燒，最後連呼吸都困難，食物也無法下嚥。

因為我是學營養學的，知道不攝入營養，體力將無法維持，而結核病患者尤其需要補充營養，所以決定先設法多吃再說。我固執地認為，攝入營養就是要吃動物蛋白，因此儘管沒有什麼食欲，也強迫自己每天吃四個水煮雞蛋，咽不下去時甚至生喝。

如此這般「惡補」的結果是，由於消化和吸收能力弱，吃下去的食物幾乎全堆積在腸胃裡，造成了便秘，於是服用助消化藥物，然後再接著吃。經歷過幾次進食過度、便秘、吃藥、腹瀉、再進食……的惡性循環後，漸漸地我開始害怕吃東西了。但不吃東西怎麼對抗疾病呢？我束手無策。

那時我的身體已然千瘡百孔，肺部破洞，呼吸困難，氧氣不能進入循環系統，心臟激烈跳動卻如同空轉，四肢幾乎不能動彈；但我不想就這麼死去——從生下來到現在，什麼成就也沒有就死了，豈不等於白活了一回？

但也就在無盡的痛苦之中，我忽然意識到身體各部位是相互關聯的。我並非僅僅肺部有病，由於肺部受損，帶來了心臟「空轉」不說，還影響到腸胃，導致血便和血尿。雖說這一切都和藥物的副作用有關，但我模模糊糊地開始覺得，也許所有的現象都是身體各部位相互作用的結果。

有了這個疑問之後，我對醫學、營養學都不能治好我的病更加百思不解。結核病那時還是不治之症，儘管已經出現了鏈黴素和PAS等新藥，但由於副作用太大，反而有不少人被本該救命的藥害死了。同樣地，我也來到呼吸困難、不能動彈的境地，怕是不行了……。

但是，深感絕望的同時，我仍不停地祈禱：「我還活著，上帝，讓我活下去吧！只要讓我活著，讓我去哪兒我就去哪兒，要我做什麼我就做什麼。請無論如何讓我活下來！」這個祈禱貫穿我一生，成為我人生旅途的指標。

腦袋裡的營養學救不了我

那時，哥哥的一位姓渡邊的醫生朋友得了腎病，醫學已經無能為力，最後是在回歸大自然之後被治好的。他在學生時代曾受過母親的照顧，所以專程趕來關心我的病情，在我家住了兩晚，教導我回歸大自然的方法，鼓勵我善用大自然的力量：

人的身體拜自然所賜，不該認為身體是自己的，所以要轉換思維，把目光轉向大自然。大地生長出來的植物才是人類的食物，因此應該吃土地培育出來的食物和穀類，而不是動物性食物。

但真正讓我幡然醒悟的，還是《聖經》裡的創世紀故事。

據《聖經》記載，亞當和夏娃受賜在伊甸園裡生活的時候，他們的食物就是上帝指定的植物。人類最初是不吃肉的，上帝告訴他們，大地上長出的穀物、樹木和花草的果實就是他們的食物，吃著這些東西的亞當和夏娃也的確過得很幸福。

另外，《聖經》的〈但以理書〉記載了但以理這個人的言論，他認為素食可以讓人的頭腦變得明晰而健康，也因此，我就讀的神學院就是素食學校。能夠清潔人體的是穀類、豆類、樹木的果實、花草的果實、蔬菜，甚至青草。

渡邊醫生讓我通過體驗去學習回歸素食，一再強調，只要我吃對了食物，身體就會好起來。我還記得，他是這樣說的：「你認為有營養而吃的那些東西，都不能清潔血液，只有利於細菌繁殖，最終危害健康。你一直在聲稱要補充營養，但吃下去的動物性食物消化很慢，結果血液變成了酸性。而細菌就喜歡酸性血液，於是越來越難以擺脫。土壤裡生長的東西，會讓人體血液呈鹼性，結核菌無法生存。你讀營養學都學了些什麼？應該是酸鹼中和吧？所以首先要改變對營養的認識和營養思維，過一種和有害細菌斷絕關係的生活。」不只這番話很有感染力，他還教給我各種自然療法。

雖然當時的我還是不很明白，不過，最少我已經認識到我頭腦中固有的「營養學」是行不通的，於是開始改變想法，努力學習自然營養學。那時的我什麼固體食物都還不能吃，渡邊醫生就讓我先喝點糙米熬煮的米湯，我照做了（關於這方面，可參照我的另外一本書《家庭自然療法》）。他說：

> 世界上絕食的最高紀錄是一百二十天，可見，人不吃東西也能活很久；所以你要相信，只要你還能喝米湯，最少就還有幾年可以活——如果不這樣想，那便誰也救不了你。實際上，決定生死最重要的因素是人的精神，是心情，所以如果調節不好自己的情緒，必死無疑。

這一席話如同醍醐灌頂。渡邊還說：「甘地 (M. K. Gandhi) 曾通過絕食讓印度實現了獨立，你要向他學習！」沒錯，甘地領導印度的獨立運動時，每次入獄都絕食抗議。如果連續絕食二十八天，當局就會因不讓吃飯觸犯國際人權法而獲罪，儘管是本人拒絕進食，將來麻煩的還是當局，所以只好把甘地從獄中釋放出來。甘地就是通過多次入獄又被釋放來示範他提倡的「不合作運動」，最終實現了印度的獨立，改變了世界歷史。

「要學習甘地，就要先考慮『出』的問題，因為『出』比『入』更重要。有入口也有出口時，水流才會變得乾淨，而你是個有入口、沒出口的人，所以你的身體和心裡都堵得滿滿的。這是你瞎想的結果，行不通的。你需要轉變思維，用心實踐。」

那時我還只有二十多歲，人生閱歷淺薄，想法和活法都很簡單。但在面臨生死關頭，醫學、藥學和營養學都治不好我的病、束手無策之時，我心想：「或許能救我的，也只有渡邊醫生的這些方法了。」所以決定先按照他說的試試看。

回想起來，當初如果再猶豫下去，也許沒多久之後我就真的死了。情緒一動搖，精神就會跟著動搖，這樣一來，無論吃什麼好東西，血液也會變成酸性。渡邊說：「必須堅信自己沒事，否則就會走上死亡。」我自己也從《聖經》上多少瞭解一點精神作用的重要性，所以便信了渡邊的話，決定「生死由命」，做了再說。

這位醫生因為有過罹患嚴重結核性腎病、卻在回歸自然之後痊癒的經歷，所以就想把這種自然力傳遞給我。那是沒有任何功利之心的，而是帶著一副要傳授給垂死之人經驗、知識的火熱心腸來的，他嚴厲訓斥我的過錯，僅僅兩天時間就改變了我，讓我看到了真愛的威力。

糙米之力，無與倫比

在此之前，我完全依賴醫生、藥物和營養品，自己什麼也沒努力過。腹瀉吃藥，便秘吃藥，動不動就服用消化劑外加PAS和鏈黴素，卻不知道藥物、醫學或營養學的效用有限。一旦有了這方面的意識，我就決心不再依賴醫學、藥物和營養學，把自己完全交給自然力，像渡邊所說的那樣「回歸自然」，即使因此死了，我也會認定是天命難違，而不是渡邊的方法有問題。我想道：「生命是上天給的，就由上天決定我該不該死吧；也許因為我在世上的任務沒有完成，上天還不讓我離開呢。」心中越發有了信心，也因此能徹底平靜。和我一起聆聽渡邊醫生話語的母親也說：「就這樣吧，能這麼想再好不過了！」

我弟弟還是嬰兒的時候，曾因消化不良差點死掉，正是喝米湯救活的。那時我還小，只有些模糊的記憶，只記得醫生說不行了，大家就開始哭泣，但母親適時憶起了米湯——我想那是出於人母的直覺和愛——迅速炒米熬粥，給弟弟餵了下去，醫生隨後注射強心劑，弟弟就這麼活了過來。

因為這個經歷，母親非常肯定米湯的治病作用，一聽完渡邊醫生的話就馬上熬了一碗：先把糙米放鍋裡炒一下，然後加七倍的水一起煮，煮好後再用篩網過濾米湯讓我喝。那時的我本來就病況嚴重到只能吃流質食物，所以之後每天喝的都是米湯加梅乾濾出的汁水。

一開始，除了勉強用湯匙舀著喝母親做好的米湯，我完全是個一無所能的病人；但從飲用米湯的第二天起，我就有了食欲——在此之前的整整兩年患病時間裡，我可是一點食欲也沒有。從此以後，我便停止了對醫藥和營養品的依賴，一心一意依靠自然力治療。才剛喝了兩天米湯，肚子就開始覺得空空的，這種變化讓我很是驚訝；到了第三天，已經能感覺到「肚子有點餓」，必須增加到一天喝三次米湯。

雖然還是沒有大便，但我並不擔心——既然把命運全託付給了上天，排泄的事兒當然也得聽祂的不是嗎？一直到連續飲用米湯一週後，大便才終於出現，那時的我還不懂得什麼是「宿便」，只覺得它和普通的糞便不同，黏糊糊地，而且黑得可怕。

一旦開始排便，身體就輕鬆了，力氣也逐漸恢復。雖然只喝米湯讓我瘦了不少，但總覺得肚子裡有一股精氣神在生長，我相信，那就是渡邊醫生口中的「自然力」。一天又一天，我什麼治療也不做，就只是吃下一碗又一碗母親給我熬的米湯，生活瑣事都讓母親幫我料理。我並不確知喝下的米湯在體內發揮了怎樣的作用，反正是食欲有了，精氣神從肚子裡往外冒。

到了這個時刻，雖然肺部的穿孔還沒癒合，發燒、咳嗽、咳血、身體倦怠、不能動彈的症狀也都沒有改善，但身體已經有氣力湧出，那可不是先前的藥物所能做到的，顯然是自然力作用的結果。想到也許真能保住性命時，眼淚禁不住奪眶而出。

大自然有的是「自然」能量

踏出回歸大自然的第一步後，我暫時保住了性命；然後，在米湯已經不足以充饑的情況下，我開始吃糙米飯。聽人說芝麻是好東西，就弄了一些放到鍋裡炒，然後細細研磨，再加一點炒乾的鹽調味，每次吃飯時都舀上一大勺芝麻粉拌進飯裡，在嘴裡嚼成糊狀才吞嚥下去。很快我就知道，這其實是對腸胃的清理行動——因為以前沒有拉出來、養分也沒被吸收的烏黑糞便開始不斷排出。沒多久，淤積體內的廢物和毒素就清空了。

持續努力和堅持，並虛心地把自己交給上天，自然力就會發揮作用。毒素一清空，神經和細胞緊跟著活躍起來；也就是說，自然的能量進入身體後，人就有了活力，有了活力就會產生力量。身體和精神如果不能做到像一根管道那樣，外界的精氣和大自然的能量就進不來；以我來說，就是整天想著「不這樣不行」或「不那樣不行」反而才倒下的。不過，也因為「管道」堵住、想再多也沒有用，我反而能順其自然，精神也跟著鬆弛下來，自然力（不是自己的力量）便得以發揮作用。

神經也被稱為「神之經」，也就是「神道」的意思。在自然力的作用下，人體自律神經得以暢行無阻，細胞功能回歸正常運作，身體的機能當然就恢復了，於是一切步入正軌，體內淤積的廢物逐步排出。透過親身體驗，我逐漸明白了應該讓神經保持輕鬆狀態，不能急躁，否則會讓神經堵塞的道理。

這一切都不是人力所為，而是自然力作用的結果，但當時的我什麼也不明白，只知道必須堅持下去。通過自己身體的緩慢變化，後來的我想通了「原來是這麼回事」：如果吃下的食物既不消化也不排出，那就只能在肚子裡腐爛；腐爛的東西會污染血液，並黏附在細胞上，形成一層壁障，使得腸胃無法正常工作。糙米的功能正是掃除這些垃圾，梅乾也有助功之效——經過精心挑選、曬乾並長時間發酵的梅乾，具有很強的殺菌效果和淨化作用。糙米、梅乾再加上心情放鬆，不再自我抑制，我體內的神經才能處於自由工作狀態，促使以前一直緊張的腸胃開始蠕動，不斷排出廢物和毒素。

當然了，治療肺結核可沒有這麼簡單。除了糙米和梅乾，在我咳嗽特別厲害的那段時間，因為聽說車前草對治療咳嗽有效，就將它和牛扁、魚腥草放一起熬濃湯當藥喝，一天兩次溫服，結果的確舒服了很多。另外我還使用了不少「自然力」：將水煮魔芋用毛巾包了，放到肝臟、腎臟處熱敷；因為腳冷，常將兩隻腳泡在加了乾蘿蔔葉的熱水裡，以促進血液循環；生薑湯的濕敷，也有不錯的治療作用。

這些治療方法讓我多次體驗自然力的真實存在，讀者若有需要，不妨參考我撰寫的《家庭自然療法》。

第2章

意識到心靈世界的存在

多吃糙米做成的食物，犯病的時候就配合使用一些藥草，一年過後，我就能自己做飯，身體也能活動了。

但是，雖然身體有了一些活力，肺部穿孔卻未癒合。結核病常有的症狀，如倦怠、疲勞、發燒等已經很少發生了，治療到這個地步，應該算快的，但肺穿孔始終沒有痊癒，這是……為什麼呢？醫生的說法是結核病不但沒那麼容易治好，肺穿孔甚至可能都不會癒合。

我認為自己的病已經好轉不少，也許醫生說錯了。「我受傷時，體表的傷口明明都能自然癒合，那麼，肺穿孔應該也一樣能好起來才對呀！」當我向一家大醫院的醫生表達這樣的看法時，遭到了他的大聲申斥：「皮肉傷和結核病根本是兩回事，胡說什麼呢你！」

「但是大夫，大家都說自然力是無限的，為什麼傷口能癒合、肺穿孔卻不能癒合呢？莫非存在某種削弱自然力的東西不成？」我申辯道。那位醫生是位注重理論的人，有些生氣地說：「就是因為有削弱自然力的東西存在，人才會得結核病。全世界的科學菁英聚集在一起研究治療結核病的方案，如果只吃糙米就能治好，還用得著這麼辛苦麼？他們有那麼蠢嗎？」

我心想「這是個崇拜新藥的時代，再說下去也無濟於事」，當下就不再多說了；但我心裡還是認為不對勁，醫生的說法一定有錯誤，肺穿孔不能癒合是個謊言。

為什麼我會這麼覺得呢？因為給予人生命的是自然力，無論是小如細胞的一點點發育，還是胎兒在母親肚子裡的十個月成長，都是自然力作用的結果。由於不是人類自己所能隨便做到的，所以我總覺得自然力不同凡響。自然之力曾把我從死亡邊緣拉了回來，如此神奇的力量當然是無所不能的，醫好我的肺穿孔又算得了什麼？之所以久治不好，一定是因為我自己的身體出了某種問題，是我自己把無限的能量封存在體內了——但那是哪一種能量呢？

後來我才警覺，花了一段時間在食物的研究上，我變得過於癡迷食物療法。因為讓我恢復到當下狀態的是食療，所以我就只費心考慮哪些食物才真正對身體有益，太看重「食物」這個物質，沒去理解自己吸收的其實是食物的生命力。雖然我也明白精神的重要性，但由於那種意識當時還沒有深入思維，所以總固執地認為是「食物」治好了我的病，也就是在思想上自我束縛。現在回想起來，正是因為自己沒有正確的概念，忽略了自然能量，肺穿孔才怎麼治也好不了。

向螞蟻學習自然力

生病期間，我養成了午睡的習慣。有一天，當我午睡醒來的時候，剛好看見一隻螞蟻在廊簷上爬行。這隻少了兩隻腳的螞蟻抱著自己的孩子——一枚卵，我一邊憐惜地想「大概是孩子們的惡作劇吧」，一邊看著螞蟻往我這邊爬過來。可能是累了，只見牠多次把卵放到地上，過一會兒再抱起來往前走。最後牠會把卵扔了嗎？我止不住好奇心，於是跟在後面觀察。

螞蟻艱難地爬行了一個多小時後，從廊簷上掉了下去，巨大的衝擊力讓牠懷裡的卵飛出老遠。我以為這下牠一定會放棄了，沒想到，這隻少了兩條腿的螞蟻依舊艱難地拖著傷腿向前移動，直到再次抱起那枚甩出去的卵，一步一步爬進灌木叢，消失不見。

看完這一幕，我禁不住流下了眼淚。螞蟻沒有我們人類聰明，只是按照大自然賦予的本能實在地活著；對於撫養下一代這一自然賦予的使命，也只是按照自然的法則在做。螞蟻不顧自己的生命和身體，只關注手頭這一件事，那種念茲在茲、無論如何都要完成養育子女任務的精神特別讓人憐惜。

相對來說，我就算已經知道自己的生命是自然力作用的結果，但在現實生活中，即便吃下許多看得見、摸得著的食物，還是不懂得「生命」從何而來。結果是只看重食物本身，只知道食物能造血，如果不好好攝取，疾病的藥物治療也不會取得效果。沒有把自己交給大自然，而是讓思想鑽進一個「小框框」裡，想憑藉一己之力治好疾病，於是神經疲勞、細胞停止工作，自然力也無法發揮效用。

還好，後來我發現了自己的錯誤——只關心食物，而忘記了自然之力；抱著物質不放，卻丟棄了大自然的恩惠和關懷。螞蟻不會像我這樣思考問題，牠只有一個信念，那就是好好把小生命撫育長大，忠實地履行大自然賦予的使命，正所謂「生存於自然之中」，讓我大受啟發：我們缺少的就是這樣的踏實和嚴謹。「醫學、營養學無法治好的疾病，現在終於有辦法了！」想到這裡，我不禁為自己以前的任性和蠻幹深深感到羞愧。

向野草學習大自然的善意

身體稍稍恢復了元氣之後，渡邊醫生進一步對我說：「實在不行的話，還可以吃一些野草，比如用香油炒蒲公英的根來吃，葉子則鹹烹。艾蒿和山蒜也可以用。」就這樣，我幾乎吃遍了大部分野草。渡邊醫生還會把山蒜和海帶一起用醬油醃漬，作為醬湯的配料，把採來的艾蒿用擂缽磨碎，做成美味的小米草餅讓我吃。他說：「野草不施肥，而且無論遭受踩踏還是割斷，都能茁壯成長，請吸收它們的能量。這是自然教給我們的知識，但不論裡頭有多少道理，你不去實際體驗一下是不會明白的。請試試吧！」

要治病，自然不能只靠意志力，但那時的我根本不明白這個道理。因為一心治病，所以我就吃了那些東西，也確實在陷入虛弱不堪的境地時依靠它們恢復了元氣，通過直覺感受到了它們的幫助，卻也因此迷信食物的作用，走進了死胡同，沒有在精神上同時吸收自然力。食物中固然含有生命力，但這個生命力被我自己的物質式思考阻斷了。

聽過渡邊醫生的教導之後，我經常上山去採蒲公英。離家不遠的山坡上長滿了蒲公英，彷彿鋪了一層絨毯，瀕臨死亡之際，正是這些蒲公英救了我，給我增添了力量；而在採摘蒲公英過程中，我又一次看到了螞蟻，讓我想起自己小時候的事情。

當我還是嬰兒的時候，因腿部受傷，導致尾骶骨呈螺旋形彎曲、股關節半折、左膝蓋破碎、神經受壓迫，以致後來一直無法長時間行走，行動很不方便。母親考慮到我是個女孩，這種狀況將來很可能會讓我厭倦走動，於是開始在日常生活中訓練我。她的教育方式非常嚴格，要我每天都幫她做各式各樣的家務事，夏天時更經常吩咐我去拔草，所以家中的大庭院就是我的工作場所——「今天從這裡到這裡。」她總是指著院子這樣安排任務。

對半大不小的孩子來說，拔草是非常枯燥的工作，我很快就厭煩了。但只要我還沒完成任務就溜走，一定會被母親帶回庭院繼續拔草，「全部都要拔到乾乾淨淨，馬馬虎虎做事，是成不了大器的！」於是，那些野草在我眼中變得非常可恨。夏天時，這裡的草剛拔完，那邊的又長出來了，所以一整個夏天我都得不停地拔草。

治病的不是物質，而是心念

受了螞蟻的啟發後，我才開始意識到自己以自我為中心的生存狀態。螞蟻是不從自己的立場出發，而是順應自然規律過活的；反省了自己總是站在個人立場上考慮治病問題後，我不由得在意起這樣的事情來：「如果我是蒲公英，會怎麼樣呢？」開始試著站在蒲公英的立場上考慮問題。

倘若像我這樣以自我為中心，蒲公英一定會這樣說：「你呀，心術不正，對我只知道抱怨不是嗎？所以我不會給你好處的，絕對不會！」然而蒲公英只有善意，只管實實在在地生長，在我垂危之際挽救我的生命；這，就是自然的恩惠、關懷和大愛。從領悟到這一點的那天起，我就再也沒有討厭過任何一根野草。

這些經歷，讓我對物質的看法發生了改變；雖然還是以自我的需要為主，但也保留從對方角度觀察的餘地。我還是和從前一樣吃自然的食物，接受自然療法，但和過去卻有些區別；這一來，儘管現象和做法相同，由於精神世界的變化，細胞恢復了活性，工作時非常帶勁。

另外，快樂地生活和飲食，精神上也能得到大自然的幫助。精神愉快，則神經愉快、身體也就愉快，這是誰都可以從身體的變化學來的知識。無論是空氣、水，抑或氧氣、陽光或雷電，即使肉眼看不見，都是擁有能量的生命力，包含在蒲公英、艾蒿、糙米等所有的天然食物中；至於能不能獲得這種生命力，就是我們自己的問題，也就是個人思想水準上的差異。

迄今為止，光靠想像得以認識並吃進嘴裡的食物是沒有的，也就是說，我們只是當作物質在吃，而沒有吸收生命力；如果能分辨其中差異，我們就能理解自然的恩惠和關懷真的就在身邊，可我們卻捨近求遠、拒絕接受。

所以我抓著蒲公英哭了，因為之前我一直不能領悟自然的關懷之情，也毫無感激之意；直到那一次，我才悟出了每一株蒲公英的可貴，並開始帶著感念的心吃下大自然的恩賜。

首先從「修心」開始

有了這種領悟後，我就認為一定得尋找到一位食療指導者，向他學習正確的健康飲食方法；多方打探之後，去了東京的某個機構。那裡的伙食管理非常嚴格，就連水分也受限制，味道比我以前吃的要鹹一些，而且沒有生菜。才過了一個星期，我就開始發燒，心臟彷彿空轉一樣難受，舌頭上像長了苔蘚，唾液也沒了。

但那位老師說那是正常反應，不能躺下休息，只要沒有吃錯東西，就不要緊；他還說，要藉由勞動促進血液循環，透過調節心情排出毒素，所以他帶我到一處倉庫，讓我整理大量堆積在地上的被褥，放到上面的架子上，再把本來放在上面的箱籠拿下來整理。箱籠很重，儘管有個小夥子當幫手，也還是累得我喘到不行，一會兒就要休息一下，儘管如此，我還是決心堅持到底。

疲累到受不了時，只好偷空鑽進壁櫥的被子裡小睡一會，但要是被發現了，就會被加罰刷洗好幾天的髒毛巾。奇怪的是，儘管累到疲憊不堪、連續發燒三天，但咬牙工作到第四天的時候，情況卻意外開始好轉——身體突然變得輕鬆起來，呼吸不再困難，體溫回到正常範圍，渾身是勁，做起事來似乎毫不費力，顯然其中大有學問。

老師說，所謂治病其實就是「自我挑戰」，在生活中身體力行。這個經歷讓我受益良多。

截長補短，體會食物療法

剛開始嘗試食物療法時，我每天用五、六勺糙米做成兩個小飯團，一次一個，蘸芝麻鹽吃，而且要在嘴裡細細咀嚼成糊狀才吞嚥下去；搭配少量炒海草、根菜類及野草等，再加一杯醬湯，都是極其簡單的食物。通過吃這些東西，我的高燒退了，倦意一掃而空，胸悶的感覺也沒了，讓我深切感受到糙米的神奇功效。儘管由於吃得少，體重直線下降，但精神恢復了，所以我還是很高興。

如此居家療養一個月後，卻也漸漸感覺身體變得輕飄飄，腳跟輕浮，彷彿一陣強風就能把我吹跑了似的；臉色變得烏黑，皮膚也日漸乾燥，剛吃糙米時的精神飽滿和愉快感很快就消失得無影無蹤，重新感到了疲累。

為什麼會這樣呢？沒道理呀！我猜想，原因可能出在沒吃蔬菜，缺少維生素C，導致食物中的蛋白質無法吸收的緣故，於是開始吃淋了梅子汁的蘿蔔泥和沙拉。果然，疲勞感很快消失，三、四天後皮膚又變得滑溜滋潤了。

先前的食物療法是從陰陽角度出發，先假設我的體質是陰性，結核病又屬陰性疾病，所以要想轉為陽性，就得從食物中多攝取一些陽性營養；而含維生素C的蔬菜（生吃）是陰性食材，當然不適合我，甚至認為我根本不需要補充維生素C。對於學過營養學的我來說，這種觀點似乎有待商榷，但不先試試看也無法判別對錯；事實證明，通過身體健康的變化，我確定不管體質是陰是陽，都需要維生素C。食物療法確實讓我學到了很多寶貴知識，但有些內容我無論如何不能認同。

幾年後，好友橫田娟子也因結核病吐血病倒了。因為她知道我是依靠食療恢復健康的，所以從一開始就沒有依賴藥物，而是直接採用糙米療法。我警告她說：「食療固然是好方法，但如果一直不攝入蛋白質和維生素C，就會造成體內營養素不足，所以要注意身體狀況，及時補充維生素C。」結果橫田的結核病不但也治好了，而且快得幾乎讓人驚訝——十日元硬幣那麼大的肺部穿孔，不到四個月就完全癒合，從清瀨結核病醫院出院。

然而，橫田才回家一個月，就出現了皮膚變黑、容易疲勞、站立不穩等症狀，好像也和我一樣是維生素C不足，於是她開始吃淋了檸檬汁的洋白菜和萵苣，症狀果然也很快就消失了。雖然我倆都是營養師，但我們沒有拘泥於書本上的「平衡搭配」，因為過程和結果幾乎一模一樣，我們更加確定走對了路。

身體告訴我們：「過多」可通過「不足」來調節，但同時要避免走極端，以滿足身體健康需要為上。從那以後，我們的試驗就慢慢進入了「持久戰」模式，通過一而再、再而三的親身體驗，我們得以明白：既要考慮食物的平衡搭配，也得攝入一些蛋白質，更有必要根據身體需要增加食量。這是一個大學問，是拓展新道路的開端。雖然有些食療專家根本無視現代營養學，但我還是慶幸自己學了這門課程，特別是在因肺結核瀕臨死亡，得以瞭解食療的妙處和現代營養學的重要性，我感到非常幸運。

第3章
任何時候大自然都充滿了光明和力量

從食療老師那裡，我悟到了這樣的道理：無論多麼痛苦也不能趴下，發燒去勞動就能把陰氣轉化成陽氣。生活在大自然中，調和是至關重要的。

另外，營養學恩師佐伯矩（Saiki Tadasu）博士是日本營養學的開創者，他通過生活常識指導我們，即使難以做到「無中生有」也不要放棄，心中要有戰勝困難的信心；料理也一樣，不應該一成不變，而是藉由料理食物體現自己的真心實意。一場重病，讓我深刻理解了這些道理。

我們享受的天然食物，在成為食物之前，多少人付出了艱苦的努力和汗水啊！就算是山野中的青草，不但能在貧瘠的土地上蓬勃生長，還為了像我這樣的病人默默提供著自然生命力。我很珍惜它們，心中唯有感激，所以吃什麼都覺得香甜，經常一邊摘草一邊感嘆：大自然是如此的美好，而我之前竟然一無所知！

瘦弱之日正是改造之時

雖然健康開始逐步恢復，但我仍然瘦得厲害，原本五十公斤的體重減到了四十公斤，父母不免十分擔憂，因此勸我補充營養，「不能吃魚和肉，就吃一點雞蛋什麼的吧？」但我知道自己的情況，儘管外表很瘦，體內的氣力在增長，所以確信沒有關係。

一能夠下床做點簡單的活動之後，我就自己煮糙米飯、炒芝麻並用擂缽碾碎，再拌進一些烘焙過的精鹽吃。因為聽說長期發酵食品比較好，於是母親就去熟識的農家問他們要十五年的梅乾、二十年的黃醬，以及十五年的醃糟蘿蔔一類的東西，給我當副食。在吃這些東西的同時，我還摘一些野菜來吃。做法是：糙米、糯米蒸熟，放在擂缽裡細細搗爛；艾蒿在鍋裡川燙一下，然後放砧板上拍軟，最後加到搗爛的糙米和糯米裡面，做成美味的菜餅。吃過幾次後，我發現這是一種非常利胃通便的好食物。另外，我也用蒲公英的根做成素菜及醬炒蒲公英葉。

在懂得根據腸胃的狀況增減食物後，我就開始增加食量了；由於先前堅持少食原則，腸胃的吸收能力增強，稍微增加一點食量就有利於恢復體重。因為經歷過一段半絕食時光，所以身體非常消瘦；但消瘦會導致身體自我調節，是排出身體毒素和廢物、淨化血液的重要時機。

冬季時，從外表上看，枯萎的草木彷彿死去一般，但根部並沒有停止生長，一直在為春天發芽做著重要的準備；我們的身體也一樣，一時半刻的消瘦也是為了來年的重獲健康。通過這個體驗，我更能體會大自然的偉大之處。

當我的心思集中到這一點上，並認定要更親近大自然、借助大自然的力量之後，勇氣和氣力便開始急遽湧出，毫不猶豫地走上這條道路。

身體恢復期是非常重要的時期，食欲日漸旺盛，想控制也很難；如果還經歷過斷食，一進入復食期更會像餓鬼似地，饞得不行。但因為身體還沒完全康復，如果暴飲暴食，好不容易出現的食欲又會消失，應該先從喝糙米湯開始，控制副食攝入，再進入細嚼慢嚥糙米飯時期。我是在失敗的過程中，慢慢掌握了大自然傳授的最佳健康方法。

專注於目標的實踐

即使在瀕臨死亡的時候，人體也還擁有強大的恢復力和治癒力，這是大自然賦予的力量；我們必須相信、接受這種自然力，才有希望獲救。以我自己為例，在明白這個道理並付諸行動之後，疾病就被身體排除出去，恢復了健康。這麼看來，哪能說是自己救了自己？

我衷心感謝天然食物、自然療法、山野的藥草，以及嚴格教育我的母親。

在我不斷消瘦下去的那個階段，最擔憂的人是母親；X光檢查的結果，也顯示病情尚未明顯好轉。因為精神狀態不錯，我以為結核病差不多已經好了，但實際上只是改善了一點點。母親說：「可能是因為營養攝入太少的緣故。光吃糙米飯不行，要稍微增加一些魚、肉才好。」於是不斷做各種菜餚要我吃，但我也不斷拒絕：「我就想這樣試驗一下，直到自己的身體接受為止。沒關係的，目前看來我的精神狀態不是很好嗎？治病過程中，體內的毒素在不斷排出，消瘦是理所當然的，不用擔心！」繼續信心滿滿地嚼著糙米飯，吃簡單素食。

為了改變我的想法，母親甚至採用過這種心理攻勢：「因為你都不吃，現在連我們也不敢吃美味的食物了。」我卻滿不在乎地回答：「別想那麼多，我是喜歡這樣才這麼做的，你們只管吃你們的！」

我相信，在我們打算做件什麼事情的時候，首先就要確定好方向；而且一旦下定了決心，就要專心一意地致力於目標的實現，而不能左顧右盼、想東想西，這是成功的秘訣（因為愛讀《聖經》，我明白了這道理）。如果這個也搞那個也做，就不可能會成功。我珍惜、感激上天為我提供的寶貴食物，所以吃什麼都津津有味。

直到現在，我也都還在這樣幫助別人。

最小投入獲得最大收穫

那時的母親，也曾受到手腳神經痛的折磨。神經痛是攝入過多糖分造成的，儘管日式甜點始終是她的最愛，但在我的影響下開始吃芝麻之後，她就不太碰甜點了，還毫不客氣地把為我準備的芝麻舀到自己的碗裡。沒多久神經痛就改善許多，讓她非常開心。

不僅母親如此，父親也開始學我吃芝麻，而且對專為我準備的飯菜——海草、油炒牛蒡、野菜料理及經常做的鯉魚醬湯等——都產生了興趣，還和我一起吃起了糙米飯。在瞭解這些食物的好處之後，他就全都吃得津津有味，但由於戴假牙吃糙米很不方便，他只好改吃加了芝麻的稗子飯。結果是，父親的痔瘡因為吃海草和芝麻而有了好轉，母親的神經痛因此不再發作。沒想到，我的一場重病竟帶來了這麼多附帶收穫。

因為學過營養學，所以我能從更多角度關注食療和營養學的研究情況。以大豆為例，我所接受的食療法認為結核病屬陰性疾病，大豆也是陰性，不相宜，所以不能吃，但老黃醬、濱名納豆是陽性的，就非常適合；植物性蛋白質的攝取，因此僅限於老醬湯、納豆、芝麻和麥麩等幾種食品。但我認為大豆易於消化，用文火煮爛之後食用必定不錯，於是先做鹽煮大豆，再剁碎洋蔥、大蒜用油細炒，炒好後和大豆一起燉，就做成了美味的「洋蔥豆」。另外，大豆和海帶一起煮，味道也很好。

就這樣，我開始少量進食大豆，黑豆也經常吃，身體狀況很穩定，X光檢查的結果也非常好。和我同樣染患肺結核病的好友橫田也接受了類似的食物療法，四個月後，直徑二釐米的空洞就癒合了，出院後我對她說，營養學認為蛋白質是人體所必需的，雖然不能攝入過多，以免造成負擔，但一天五十克（營養學主張八十克）還是必要的；於是她開始吃小魚、大豆、納豆和芝麻等食物，效果十分顯著。

我們倆證明了，如果能以糙米為主食，就沒有必要按照營養學要求攝入那麼多的蛋白質。根據前述做法，只要使用普通人一半的量，細細咀嚼糙米飯，營養就能全部被身體吸收，而不至於造成浪費，身體和心情還都會變得輕快，是僅僅通過營養學的能量計算所無法達到的奇妙境界。

大火燒不去心中的希望

冬去春來，我的身體已大致恢復，精神非常好。岩手大山裡的村鎮春光明媚，山中的布穀鳥歡欣啼叫。我很想出去走走，母親也很為我高興，於是兩人決定一起出門，去附近的山上採摘蕨菜。

那一天是五月十日，正逢週日，我們離家之後，家裡就沒人了。上山才沒多久，我們就看到村中不但有房屋起火，而且似乎就在我家附近，等到飛跑下山、就近一看，整棟房子都已燒光，什麼東西都沒有留下。

那是戰後缺衣少食的時代，家中生計因此更加拮据窘迫，但火災之後收拾殘垣斷瓦時，我發現自己連沉重的石頭都能搬起，忙上一整天也不怎麼覺得疲累，第二天又一早就起床接著收拾，就像繞圈轉個不停的獨樂鼠似地活力充沛。這在以前是不可想像的，很多過來幫忙的人見我身體消瘦且臉色蒼白，都不免擔心起來，但我知道體內的毒素正在排出，陰氣轉陽是好事，所以一邊道謝、一邊繼續勞動。

也就是說，在食療老師的指導下，我已經鍛鍊出強健的身心了。通過火災的洗禮，我更明白，事情未必能按照人的意志去發展。大火雖然燒盡了財物，但如果心裡還存有希望，必然能夠打起精神、克服現實的困難，身心更會因此得到進一步的鍛鍊。

第4章

肉眼看不見的生命之根

概括起來說，似乎治病是極簡單的一件事，但實際上，在治癒前的轉換期間還會出現一些變化和曲折；比如我剛開始吃糙米飯的時候，就曾出現腹瀉不止、難以為繼的現象。但其實，這正是大自然為了幫我排出毒素所使用的方法。放心把自己交給大自然（或說交給上天），只要毒素能夠順利排出、不在體內淤積，過程怎麼來都行，發燒、痰多、咳嗽……皆無不可。食療老師就告誡我說「無論出現什麼狀況都不要害怕」。

就這麼，我一邊努力克服心理障礙，通過生活實踐、學習養生知識，一邊心懷感激地吃下天然食物。

一天，有位和我們熟識的鄉下大叔說「天然山芋可治肺結核」，隔天就特別上山幫我挖來了一些。當我吃著磨碎的山芋泥紫菜卷時，眼淚突然止不住地流了下來——我怎麼也想不到，大自然已經為我準備好了如此美味和營養的東西。那位大叔的熱情更溫暖著我的心，讓我胸中的感激之情洶湧澎湃。

半年後，再次進行X光檢查的結果，顯示肺部穿孔已然消失。認真說來，這半年裡所吃的東西和以前並無多大不同，只是先前為治病而偏重強調理論，認為營養學裡所分析的蛋白質、脂肪以及維生素是必要的，所以才吃。沒錯，這些東西確實是身體所需要的，但我只知道吃，也就是追求的只是枝葉，而非根本；由於不知道肉眼看不見的「生命之根」為何物，所以沒有深入思考如何吸收自然的能量，導致錯過了無窮無盡的自然力。一直要到我體會了這一點之後，肺部空洞才隨之消失。

餐桌上的溫暖

營養學分析蛋白質、脂肪、維生素和礦物質的成分，以此標明某種食品的營養價值，讓我們知道如何均衡地食用；但醫學和藥學只能夠證明和解釋表面上的枝葉，卻無法證明肉眼看不見的「根」的世界（生命、心理、魂魄和精神），也就是說，醫藥和手術可以治好看得見的疾病，猶如修剪一棵樹的枝葉，而不能強固一棵樹的根柢，也就是醫治心裡的疾病。所謂科學原本就是如此，但我一直不知道。

我曾經以為生病是因為厄運纏身的緣故，病治不好就責怪父母方法不對，甚至怪罪他們沒讓我吃對食物、造成營養不良以致患病。疾病久治不癒，心中煩躁，又認為是醫院護理不周造成的，總之就是怪罪所有我身邊的人，心中充滿了憤恨，費心勞神，疾病當然好不了。

即使是有著強烈自我意識的我，「吃下一份東西便會增長一份力量」也是有局限性的。而這種「食物的局限性」取決於食用者的心態。精神世界沒有打開，便無法獲得更好的療效，即使按照營養學分析結果攝入蛋白質、脂肪和維生素等營養物質，由於結核病（或其他疑難雜症）的病根——患病前的生活方式、思想方式——都埋藏得深，吃得再多，病也好不了。反過來說，如果本來就生活得很踏實，肺部便不會穿孔。在螞蟻和蒲公英讓我認識到自己的錯誤之後，肺穿孔才徹底治好，讓我不由得感嘆心理世界的奇妙，並深刻理解「人的心理才是根本問題」——在觀察肉眼看不見的世界時，一味強調理論是行不通的。

實際上，因為身體好轉、精神恢復，有段時期我曾以為肺結核已經治癒了，但經X光照射檢查發現病灶反而擴大，令人百思不得其解。儘管如此，我的血液卻很乾淨，循環也快，不再發燒，也很少氣喘，這說明細胞有了活性，病情正在由惡性向良性轉化。

也就是說，埋藏得很深的病灶一旦轉化為良性，就會浮現到表面上來，讓人看似病情加重，事實卻是：雖然在X光下看來暫時表現不佳，但惡性正在轉化為良性，疾病正在往好的方向發展。我們不能被表面現象所迷惑，因為那只是大自然發出的一個訊息。親身體驗告訴我，觀察問題不能只靠微觀，更需要宏觀的眼界。

從那以後，我的人生就發生了變化，不過現在回想起來，當時的領悟還膚淺得很——疾病雖然治好了，但我一點也沒發覺，人生的病根埋藏得比疾病更深。只因為身體的病治好了，我便得意忘形，這種膚淺，直到日後接連遭遇和丈夫離婚等種種艱難變故，我才明白過來，當時完全意識不到。

大自然教會我沙療

話說回頭。除了食療，我還嘗試過沙療。

有段時間，我持續發燒，沒有食欲，做什麼都提不起精神。街坊一位老人告訴我說，「躺在草上嚼松葉」有助恢復身心的疲累。我決定姑且一試，就找了個天氣晴朗的日子，走到一處山崗上，躺進草裡，嘴裡嚼著松葉（那真不是普通的難吃啊），結果燒果然退了，人也舒服了不少。

這個經驗，讓我生出了新的想法。當時的日本，對於生了病的狗，治療方法是把牠的身體埋在土裡，所以我就想：人睡在沙土裡應該也有益於疾病的治療。另外，沙土可以淨化腐敗物質或無處丟棄的廢物，把細菌和污物變成肥料，培育新的生命，如米、麥、蔬菜和植物等。科學的進步可以讓人類製造方便的用具，但人類的智慧卻創造不出這樣的「生命」。

所謂「生命」是指產生生命體，而以人類的智慧來說，無論科學如何發達，也不可能創造生命體。種子落在地上會發芽，產生新一代生命，這些生命體會保持和諧、永遠循環下去。

人卻是會背叛人的，所以我們常常要劃分自己的勢力範圍，比如「我的」東西、「我的」錢、「我的」宗教和「我的」團隊等。想要自然地生活，這種樊籬就應拆除，但想歸想，那時的我到底膚淺，啥行動也沒有就忘了個一乾二淨。直到過了很長時間之後，在一個夏日裡，我才親身體驗了一次埋在沙裡的感覺（因為挖不動土，只好用沙）。前後四小時的「沙療」感覺很不錯，我甚至美美地睡了一覺，出來後身體輕鬆爽快，好像剛剛運動過一樣，連久治不癒的肌肉僵硬和疼痛也緩解了。

我的做法是全身埋進沙堆裡，頭部除外。一埋進沙堆後，自然力便開始發揮作用，沙子環抱著我的感覺很舒服，很快就讓我睡著了；與此同時，沙粒們忙著驅逐身體的疲勞和疼痛，讓細胞恢復活性，並通過淨化作用處理我排出體外的腐朽物質和細菌，賦予生機，成為日後稻米、麥子和蔬菜的肥料，從而培育出新一代生命體。隱藏在沙土中的自然力，就這樣消除了我身體的疲勞和毒素，讓我入迷且感動不已。

這次體驗後不久，我又聽說，吃河豚中毒的人，只要裸體在沙土裡埋上一夜就能恢復健康。當時在場的一位朋友嗤之以鼻，但我確信那是真的，因為我有親身體驗。不只是我，想體驗這種自然力的大有人在。沒過多久，為了吸收能轉化生命的自然力，夏天裡日本各地參加沙浴的人就越來越多，形成了一種風潮。

為了傳播這種自然力知識，我也希望更深入地學習。那時我的水準當然還很低，只知道要用心而不是用腦去深入理解自然力，但在這種思想的支配下，我還是展開了向自然學習的健康運動。

野草的頑強生命力

在和疾病進行激烈鬥爭的那四年裡，上天的護佑和養育就像昨天才發生過一樣歷歷在目，每一想起，都會讓我心頭泛起感激之情。

四月，是最適合採摘花草的季節。冬天蟄伏在泥土中的自然生命力，會隨著春天的到來迅猛地發芽生長，陽光投灑大地，花草補回冬天失去的營養，變得生意盎然。

岩手北部的山區小鎮葛卷，正是我的故鄉。搶先在積雪尚未融化、春寒料峭之中發芽的，是蜂斗葉的花莖，我會及時採摘這些花莖，切碎後製作蜂斗葉黃醬。麻油煎炒後加上這種黃醬調味的風味小吃和天婦羅，為我帶來了濃郁的春之芬芳。自古以來，蜂斗葉就是治療肝臟和胃腸疾病的藥物，村裡的老人家總勸後輩「吃了春天的蜂斗葉，可保一年不得大病」。除了蜂斗葉，我還一邊愉快地採摘不斷冒出來的野菜嫩芽，一邊品嘗由蒲公英葉子做成的鹹烹海味和油炒蒲公英根，以及艾蒿天婦羅、野菜糙米餅，和用薺菜、雞兒腸菜等做成的涼菜。

生病讓我很痛苦，但在野菜的幫助下，我有了對抗疾病的勇氣，也攝入了必要的營養，精氣神都改善許多。野草是不被人重視的，更常常遭受踐踏、嫌棄和拔除。不管望進誰家的寬闊宅院，野草不斷擴張「勢力範圍」的強勁勢頭總讓我驚訝，也曾經一邊抱怨、一邊拔除屋外的野草，但無論我們怎麼踐踏、拔除，野草在任何環境下都能把根深深扎進大地，再次生長、茁壯，可見它們的生命力有多旺盛。

彷彿是為了啟迪我狹隘的心態似的，不但有野草向我提供積蓄其中的生命力，就連溫暖的太陽、清新的空氣，還有小鳥婉轉的歌聲，都在鼓勵我健康地站起來。

靠自然療法治癒盲腸炎

有一天，我的肚子突然疼痛得很厲害，醫生說是盲腸炎，但因為身體還虛弱無法動手術，所以決定採用較安全的藥物治療。前面提到的那位渡邊醫生，就建議我先用豆腐、等量小麥粉和一成碎生薑的混合物濕敷鎮痛，再喝牛蒡汁：牛蒡連皮一起搗爛，用紗布濾汁，每隔一小時喝一杯。

八個小時後，疼痛完全消失。保險起見，我隔天起還一連喝了三天，每天早晚各一次，直到醫生確認炎症消失才沒再喝。

我認為，盲腸炎突發其實是轉換期的好轉反應。因為做對了食物療法，全身血液被淨化，每個細胞都經過了脫胎換骨的改造，因此，一直被封閉在體內的毒素便蜂擁而出了。醫學止痛依靠的是藥物，而自然療法不主張止痛，一般採取疏通、釋放的方式，從細胞開始改變，進行一次全身大掃除。

這是一場讓我們從虛弱變得強大的大改造，雖然身體會出現各種變化，但隱藏在體內的毒素也同時會被釋放。正是這些現象，讓我們瞭解內臟已充滿活力地開始工作，所以不再擔心，而聽憑大自然的處置。由此我明白，在遇到這種「好轉的壞反應」時，能堅持自然療法也是我人生的一大收穫。

於是，我開始根據自己的身體狀況使用各種自然療法，包括坐浴、生薑濕敷、足浴和熱魔芋濕敷等。在我的另外一本書《家庭自然療法》中，記錄了很多和疾病鬥爭的經驗，就是要告訴大家食療的重要意義。而且我的身體正一點一滴地恢復健康，等到生活都能自理的時候，就不需再依賴別人，而全部自己想辦法解決。這個時期我所經歷的重要事情，不只極大地改變了我的人生之路，還造就了和往日完全不一樣的我。

經受鍛鍊才有堅強的生命力

大自然的產物應有盡有，隨時都可能為我帶來驚喜。

因為聽人說百合根有利於治療結核病，就有親友特地到山裡挖來送給我。我在淡淡的鹹味外加入蜂蜜，把百合根製成了一種甜食，我非常喜歡那種甜中帶苦的獨特風味，至今難忘。

除此之外，黃米年糕、手擀蕎麥麵，以及稗子米粉糊粥等，都對我的元氣恢復大有助益。正是有這麼多大自然的恩惠和滋養，我才得以擺脫嚴重的結核病，恢復了健康。與此同時，身邊的至親和朋友也積極配合，讓人感覺溫暖的大自然始終給我勇氣和希望。揮別結核病之後，對於深受疾病折磨或者擔心自己行將死亡之人，我總是根據自己的體驗鼓勵他們：「希望就是力量，要充滿希望地活下去。」而教會我這種信念的，正是大自然。我想傳播這種愛，讓人們因此治好疾病，所以只要一有機會，我就會和人談論這種感動，讓對方心甘情願地跟隨我的腳步，不知不覺中，這竟成了我今天的工作。

身體痊癒後，我不但順利成婚，還生了兩個健康的孩子，治病期間的體驗，也對我的養育兒女大有助益。在餵養孩子的過程中，我堅持順應自然、手工製作天然食品的原則，同時也刻意讓他們接受寒冷和饑餓的磨鍊，因為我相信，過於優裕的生活會讓人變得自滿和安於現狀，生命力日漸虛弱。「處於不滿足的狀況」的重要性，是我從疾病中領會來的；進一步經受挨餓和受凍的鍛鍊，則是在那個對抗疾病時期，從食物療法和自然恩惠中學到的生活之道。

除了大自然，我最重要的學習對象就是母親了。

我的母親雖然不懂營養學，但只要聽說什麼東西有益健康就會馬上付諸行動，所以我家的麥飯、海草總是怎麼吃也吃不完。一到春天，母親一大早就去野地裡採摘野菜，什麼薺菜呀水芹呀，都一股腦兒弄給我吃，所以我打小就對天然的東西感到親切。等到春盡夏至，她就用艾蒿、桃葉、菖蒲和石楠花等熬成涼茶，讓我更能抵擋夏天的酷熱。

只不過，母親的疼愛有時也會帶來反效果。

甜食過多的後遺症

兒時母親的身教，讓我即使生了病也不太想接受藥物、很自然地親近天然食物，以一種彷彿回到故鄉的情懷，欣喜地品嘗以糙米、稗子為主要原料，散發著天然氣息的食物，並深深感謝母親為我所做的一切。

遺憾的是，母親似乎並不瞭解甜食有好有壞，只以為糖分有助於解除疲勞，無論是雜煮還是納豆，都要加進很多砂糖，故而讓我從此過上了多糖的生活，結果造成鈣和其他礦物質缺乏，在我進入女子高校後不久就得了近視。

近視並非遺傳因素造成的。近視之前的假性近視，是因為眼球缺鈣變軟、焦點對不上所致；如果能及時補充眼球必要的營養，軟化、歪斜的眼球自然就能恢復正常，0.3、0.2的視力就能恢復到1.0、1.2的正常水準。不過，當時我做的這些努力其實不是為了治療近視，而是為了治好肺結核病。原本我就能吃飯，一旦少吃甜食，主食就吃得更多、更有助於健康。至於少吃甜食有利於恢復眼睛視力，則是我在治好結核病之後才意識到的。

有了這種意識後，因為近視需要補充鈣質，所以我不但戒了白砂糖，還開始多吃海草、芝麻、大豆、根菜類和小魚等，並盡可能多吃黑麵包、黑米等天然食物。

長期用心堅持之後，終於有了顯著的成果。除了視力恢復正常，因小時候受傷而嚴重致殘的腿也有了力氣，不再像以前那樣動不動就疼痛，拖腿行走現象不再那麼明顯；一旦飲食紊亂，身體狀態馬上就變壞，走路時的拖腿現象自然復現。也就是說，當我吃下對身體有害的食物時，這條腿就會向我發出嚴正的警告。

通過體驗理解少食的妙處

人們普遍認為，生病的時候就要大量攝入營養以補充體力，但我反其道而行，一天只吃兩餐天然素食，結果卻擺脫了病魔的困擾。

吃得過多，會導致大腦運轉變慢、體重增加、動作變得遲緩。對於我來說，少食是最適合的健康生活方法，我已習慣了這種自然生活，也以此作為我的健康之道。

我相信，如果我能讓大家理解不良飲食對健康的危害，不管是誰，應該都會立刻停止一直以來自己所喜歡的飲食方式。有些人特別喜歡甜食或無肉不歡，即使有心想戒也戒不了，我曾經也是如此，結果得了肺結核，差點一命嗚呼。想到生命的可貴，想到生下來什麼也沒做就死掉的遺憾，想到如果能稱心如意地活一回、死也心甘時，對生命可貴的認識便越發深刻了——我不能再理所當然地活著，而要讓我的生命發揮更積極的作用。

自從發現自己的錯誤——為治病而任意選擇食品——之後，我就對創造生命的食物心存感激，並且坦然接受。這並非單純的努力所能達到的，而是要以對未來的美好憧憬來改變自己。一旦如此，你的心態就會變得開朗而自由，疾病自然消失，恢復健康。

自從深刻領會、心懷感激地接受自然生命力以來，直到今天，糙米我還是吃得很香，從沒厭煩過。但是，也有很多人雖然明知天然食物、自然療法能幫助自己恢復健康，卻淺嘗輒止，造成了疾病的反復，以致人生和命運無法改變。雖說體質的改變不是一朝一夕就能達到，但只治眼前的疾病是不能改變人生的，重要的還是心態的修練。

II 向心靈老師學習的人生

「如果有必要，上天就會幫助你，
但更重要的是心懷熱情和勇於行動。」——米勒。

「刻意避談他人的缺點，只看人的長處，
那不是真正的愛。」——手島郁郎。

「沒有如果，也沒有假設、假定，
我們只談現在。」——常岡一郎。

第5章

米勒老師通過豆奶教授「愛的營養學」

肺部破洞癒合、能夠工作之後，我又回到千葉的神學院，但這回不是以學生身份回去，而是應當時的院長（一位美國人）之邀教授大學生營養學；當然了，我想傳授的營養學並非一般的營養學，而是救了我一命的「自然營養學」。那位院長說，這個任務只有我能勝任。

我的重拾健康得益於自然之力，而非凡人之力，也可以說是上帝救了我，所以除了對自然深懷感激，更有了一份與人分享自然之力的使命感。

和豆奶博士的邂逅

在戰後緊接著來臨的食物短缺時期裡，這所神學院每天吃的都是糙米和蔬菜等天然食物，一如《聖經》所說，食物要合乎自然規律地去吃。時至今日，那位院長已經去世，我和神學院也不再有聯繫，但我認為，正是在神學院傳授自然營養學的經歷造就了現在的我。

學校是住宿制，學生的伙食又由我這個營養師全權負責，因此我得到了直接向初中、高中和大學生傳授天然食物相關知識的機會。一開始，我先讓學生吃黑麵包（使用摻了麥麩的麵粉製成）和糙米飯，喝豆漿，後來更成立了食品加工部，讓學生自己製作黑麵包、豆漿，以及有益健康的糕點和飲料等。

回到神學院的我沒能成為心嚮往之的女傳道士，卻成了營養師；儘管營養師不是我的志向，我還要下定決心做好這個工作。

就在我很需要進一步的知識時，美國人哈利．W．米勒（Harry Willis Miller）老師——當時的國際營養學研究所所長、世界衛生組織（WHO）理事、世界大豆研究權威——來到日本，造訪了這所學校。在此之前，米勒老師已經走遍中國各地，教人用豆奶救治營養不良的兒童，因此，學校邀請米勒老師來訪的目的，正是為了向他學習有益健康的豆奶製作方法。

那時的米勒老師已經八十歲了，但仍然精神矍鑠、活力充沛，後來還在香港一個基礎條件極差的地區打造了一所綜合醫院。

迎來米勒老師、在他的指導下學習豆奶製作技術，前後只有短短兩週時間，但他對我個人的影響卻非常巨大；他的生活方式尤其讓我深受啟發，促成我和米勒老師的不解之緣。

從事上天支持的工作

為了指導我們正確製作豆奶，八十歲的米勒老師每天都第一個來到實驗室，早早就開始準備工作。短短兩週裡，老師身上所散發的強烈感染力和熱情，深深吸引了教職員工和學生，人人興味盎然地通過豆奶學習「愛的營養學」、向自然學習的生理學。因為我自己就是得益於自然之力才活下來的，當然更覺得這真是不可多得的寶貴機會。

米勒老師說：

我們能把握的時間只有當下，所以，會思考「我該怎麼好好掌握當下」的人就會得到上天的幫忙。上天所不支持的事，都注定要偏離正確的方向。

所謂「傳道」、「授業」、「解惑」，米勒老師無疑是個典範，他對世人的愛從心底流出，肉眼看不見，但我們都能確切感受得到。

米勒老師也教導我們大豆和肉類的區別：除了豐富的鈣質和維生素，大豆的蛋白質更益於大腦且容易吸收；肉類則既不含鈣，又沒有人體必要的維生素，有的營養素還難以被人體吸收。「如果人體能有效利用大豆蛋白，那麼營養學理論所宣導的一天八十克蛋白質就只需要一半，熱量也低。」這是他通過身體力行所學到的、也可以說是大豆教會我們的自然營養學知識。

米勒老師關懷亞洲地區人民，打從青年時期就全心關注中國和東南亞地區，認為自己的使命不是幫助富裕國家，而是幫助貧窮國家的人民，也選在這些地區開展自然成長的健康運動，還因為用豆奶挽救了很多營養不良、瀕臨死亡的中國兒童和平民，收到了蔣介石總統的褒揚狀。

擁有醫學博士學位的米勒老師雖然是個外科醫生，卻主張天然食物、推崇自然療法，在「治病不能光靠注射藥物和化療，還要建立一些採用自然療法的醫院」的思想指導下，陸續在東南亞地區創建了七所大醫院，走訪日本，正是要去香港建造第八所醫院的途中。而且，在完成香港醫院的建設、回到美國之後，直到去世前都沒停下洛馬林達醫科大學的研究工作，最終以九十七歲高齡逝世，回了天國。

培養能弘揚生命價值的料理技術

我最想知道的是，為什麼他能建成八所大醫院。米勒老師的回答是：「如果有必要，上天就會幫助你，但更重要的是心懷熱情和勇於行動。」也就是說，最重要的動力不是金錢，而是志向——熱情和無私之愛一旦讓人們行動起來，金錢自然就會跟著到來。米勒老師也說，醫院建好了之後，還要培養繼承志向的人才，讓他們幫你完成創建下一座醫院的使命。

早在二次大戰之前，米勒老師就已在中國大陸住過很長一段時間了，不但經常接觸貧民，甚至就在貧民窟鋪張草席就地過夜——老師說，他很慶幸自己具有這種隨處能睡的本事。有些醫生朋友提醒他：「你是外科醫生，還是做好本職工作比較好。」對於這種提醒，他從不反駁和辯解，一邊履行醫生職責，一邊完成自己認定的使命。

米勒老師也認為，「吃對食物」是健康的第一要件。他從小吃蔬菜長大，沒吃過一天肉食，所以才會有那麼健壯的身體。常喝豆奶，更讓他體力充沛、精神強健。

雖然只和米勒老師相處了兩個星期，但感受卻很震撼，自然萌生跟他學習的念頭。雖然我不會說英語，米勒老師也不懂日語，但我們一直都能相互理解。

兩週時間裡，我寸步不離地跟在米勒老師身後學習，漸漸明白了老師的魅力源於他的信仰，源於他對心靈世界的開拓。但終究我們只有兩週時間，分別之後，老師只能通過書信解答我的問題，我也只能通過閱讀他的書來學習，但還是有很大的收穫。現在的《您與健康》函授教材《向大自然學習的營養生理學》，就是以從米勒老師那裡學來的知識為基礎而編寫的。

本以為再也無緣相見，卻沒料到米勒老師直到去世都惦記著我，朋友去美國時，他還特別打聽我的情況。聽了朋友轉述老師的健康狀態後，我心急如焚、苦惱至極，便立刻搭飛機去了美國。我以為，這次相見怕是沒有學習的機會了，不料，他竟親自做了一杯豆奶等著我，給了我最後的幾句建言（那天是我和米勒老師最後一次相見）。

因為緣分去了沖繩

米勒老師在日本時很擔心沖繩人的健康問題。沖繩是島嶼，不產牛奶，但因為戰略位置，美軍入駐得早，可樂類飲料還沒進口日本本土之前，沖繩人就經常在喝了。正由於大量飲用可樂，當地人鈣質流失和門齒脫落的情況相當普遍不說，還有很多人染患皮膚病、便秘，健康改革勢在必行。因此，米勒老師認為沖繩比日本本土更需要豆奶技術人員，託人調查之後，在沖繩找到一家篤信基督教、而且願意生產豆奶的食品公司。

在米勒老師的支持、該公司社長的聘請之下，我們一家毅然決然去了沖繩。當時是一九六一年，沖繩對於日本來說還是外國，不但必須辦理護照，沒有特殊技術的日本人更是難以獲准進入。

那時的沖繩被稱為「東洋的孤兒」，處於美國統治之下，和日本本土的往來全被切斷，資訊非常稀少，啟程之前，我們甚至完全不知道那是怎樣一個地方，戰前和戰後有多大差異，只聽說沖繩常有颱風，毒蛇多，淡水少，飲用水依靠雨水，以及商品匱乏等，是個生活條件非常艱苦的地區。

當時我的長子才三歲大，小兒子更只有一歲多，正是最需要悉心照顧的時候。儘管周圍的人全都反對，認為把這麼小的孩子帶到環境那麼差的地方，後果不堪設想，但我和先生堅持信念、一點也不擔心——既然沖繩的孩子都能長大，我們的孩子當然也能長大；就算沖繩物資當真非常匱乏，但總有野草、總有糙米吧？更別說我們要去推廣的豆奶了。

沖繩人雖然也是日本人，但因為在二戰中付出的犧牲最多，島上瀰漫著痛苦的情緒。戰後不久，日本就已經建立了醫療保健和健康保險體系，民眾的健康生活相對有保障；反而當時依然處於美軍統治之下的沖繩居民不但沒有健康保險，還得在高壓之下過著苦日子（戰爭末期在美軍追擊下集體自殺的女兵，和我都是同一年代的人）。戰爭早已結束，沖繩的苦難卻還看不到終點，所以我早就想去沖繩做一點自己力所能及的事情。

然而就在我們準備出發的時候，沖繩那邊的態度卻突然變得含糊起來。我一邊想「豆奶恐怕是做不成了」，一邊卻更堅定決心，無論如何都不要半途而廢，「去了之後就聽天由命吧」，在親朋好友一片反對聲中，義無反顧地攜夫帶子、舉家南下。從東京出發那天，我的內心頗為悲壯，眼淚撲簌簌地流了下來，大有「如果失敗，就終老於斯土」的決然之慨。

出海之時，我想起了《聖經》中描述的摩西逃離埃及的場景。

摩西並非根據自己的意志逃出埃及的，而是按照神的指示、憑藉信仰採取的行動。為了逃避追捕，摩西帶領族人行過荒野，來到紅海邊時，前無去路、後有追兵，就在瀕於滅亡的當口，紅海突然自動分開了。實際上，並非海水先分開、摩西才帶領族人走過紅海，而是瀕臨絕境之時，摩西先向神靈祈求保佑，相信上帝會給他和族人一條生路，不顧一切地跳進海裡，海水才跟著分開。也就是說，摩西並非先有道路再走，而是先跳海才有道路。

「路是人走出來的」，從那時到現在，我都深信不疑。

虛處藏神，身土不二

我在神學院教授營養學時，工資很低，甚至低到不夠維持家人的生計，存錢更是完全不可能；所以，儘管親友幫我們一家湊齊了路費，但因為邀我前往的那家公司打了退堂鼓，到沖繩後的生活完全沒有著落。即便如此，我仍然決定要去，深信即使什麼也沒有，只要有自然之力在，我們一家就可以活下去。這正是所謂「虛處藏神」，僅憑信仰就採取了行動，既是我生病期間堅持學習的內容，也感覺非常有底氣。

決定前往沖繩時，我唯一認識的在地人是在監獄擔任營養師、學生時代的一位朋友，沒想到抵達時卻有一群初次見面的教會人士來迎接我。健康運動開展起來之後，更像紅海之水唰地分開了一樣，三年之後就普及了整個沖繩地區。

初來乍到之時，我們完全不知道沖繩都有哪些食品，只能靠自己到處觀察。結果發現，市場裡不但已有野草、糙米和黑砂糖，還有顏色烏黑、未經漂白的麥片，艾蒿也有人賣。如果有人發燒，當地人就用擂缽搗爛艾蒿，榨出青汁來喝，也有人將艾蒿裹上麵粉油炸，做成天婦羅來吃。親眼看到這一切的我，不禁打心裡高興起來——原來沖繩人的生活是如此貼近大自然！

由於沒有烤爐，一開始，我只能用平底鍋烤製黑麵包（這些做法，至今還在「《您與健康》料理教室」中傳授）；我還記得，麵包做成之後比使用烤爐還要讓人興奮。就這麼，在我使用沖繩食材嘗試製作各種食品的輕鬆愉快過程中，「創意料理」橫空出世了——不但既有趣又愉快，而且都是我用一隻平底鍋就搞定，所以學習門檻非常低。

佛教中人常說的「身土不二」，就是說身體和所在地要融為一體，有效利用當地的物產，讓自己生存下來，就能融入當地的環境並產生智慧。不能融入沖繩當地的生活是不行的，所以我開始了和沖繩人一樣的生活，每天不是研究健康料理，就是和沖繩人交流，培養和當地人之間的親近和信任感，加強彼此之間的聯繫。雖然島上的水沒有內地好喝，淡水更幾乎全靠雨水供給，生活方式和日本本土很不一樣，但只要能對沖繩人民有所幫助，哪怕很少，我就能開開心心地做下去。

只不過，豆奶並沒有像預想的那樣製作成功、推廣起來。細想之後，我決定另闢蹊徑、自力更生地做一些對沖繩人有益的事。

借助媒體推廣健康運動

下了決心之後，當然就要行動。我先去了當地的媒體《沖繩時報》，牽線的還是那位營養師朋友，但報社裡的人我一個也不認識。一見來了個陌生人，對方就想趕我走──「我們不做商品宣傳！」

「我不是來做商品宣傳的。沖繩人之所以健康狀態欠佳，只是因為不懂得怎麼吃；明明自己就有好東西，卻盲目追捧美國貨，而不看重自己的優質產品──比如糙米、黑麥、不上色的梅乾、苦瓜和沖繩檸檬等。沖繩土地上生長的健康食品很多，只要你們願意推廣這些健康的土產品，我就能藉此傳授許多不需花錢的健康養生方法。沖繩出產各種有益健康的野草，來到這裡之後，我已經進行了研究，懂得了應用方法，請允許我在貴報上撰寫我的研究心得！」我說。

不論只想打發我走人的報社員工怎麼嚴詞拒絕，我就是要他向總編輯引薦我。一番死纏爛打之後，終於得以和長嶺總編輯見上一面。

難得有這個機會，我當然揪住他不放，一口氣說了好多話：「沖繩有很多好東西，卻沒有人好好利用。我們非常希望沖繩人能變得更健康，讓大家知道食物是足以改變人生的巨大力量。一想到在這次戰爭中付出了偌大犧牲、現在還深陷苦難的沖繩，我就覺得不能毫無作為地回去，至少也要留下點什麼再走，所以無論如何都希望您能提供幫助。報紙是為大眾服務的，但我想為大眾做點事情時，你們卻只想拒絕我，這是什麼道理？」

我加強語氣繼續說道：「我們是破釜沉舟從內地過來的，下了『如果什麼都沒做成，就不回去』的決心，非常需要您的支持！報紙也有這樣的責任和使命不是嗎？」

總編輯才一聽完，當下就說：「您說得有道理，但是——」

我知道他要說什麼，立刻打斷他，要他放心：「如果不符合報社的要求，您可以不採用，但請先允許我寫出來讓您過目。」

在這個前提下，總編輯送給我很多稿紙，開啟了我為報社寫文章的生涯。第一篇文章的題目是「沖繩食生活——被忘卻的鄉土產物」，交稿之後，《沖繩時報》立刻以相當大的篇幅、分成兩天全文刊登。

見報之後，沖繩政府的社會教育課主事、ＰＴＡ（家長教師聯合會）和婦女協會顧問謝花寬蒸老師就來找我了。謝花老師認為食物必須有益健康，所以他也讀了當時的暢銷書，包括天野慶之老師的《五色之毒》和《可怕的食品》等書。因為那時沖繩廚師做菜時都喜歡上色和使用許多調味料，不利健康，所以他正在尋找對食品有更深入研究的料理專家，一在報紙上看到我的文章就急急找來了。

商談之後，便由沖繩社會教育課制定計畫，遇到ＰＴＡ或婦女集會時，都先讓我先生演講，再由我教導料理製作。與此同時，沖繩廣播電台的記者也提出了採訪要求，我便順水推舟，讓他以電台廣播宣傳我的健康課程；那時廣播電台的影響力不輸報紙，我的理念一下子就傳遍了整個沖繩。

「戰後的沖繩學生，在全國統一學測中總是敬陪末座，我覺得飲食失調是罪魁禍首。因為愛喝可樂、嗜吃甜食，導致青少年普遍缺乏鈣質和維生素，血液呈酸性，神經易疲勞，氧氣不能傳遞到大腦，集中力、判斷力和實行力因而變差，洞察力當然無法培養，記憶、想像和獨創能力更是無從談起。」聽我這麼一說，當地的老師都有如大夢初醒，開始按照我的方法去做，孩子們的學習力與成績果然同步上升。

沖繩媒體紛紛報導之後，關注的人又更多了。

從未有過的巨大反響

豐見城小學是沖繩第一所提供學生完全飲食的學校，但在我去沖繩之前，學校也只提供麵包和牛奶，沒有人知道還能給孩子吃些什麼。實施改善計畫前我去了學校一趟，親自示範各種健康食物的製作方法，事先擬好食譜，和食堂師傅們一起動手實作，最終完成了沖繩地區第一個學生健康飲食的完全配給。

我還請麵包房的師傅在麵包裡加入胚芽米（糙米）和麥麩，烤製出來的麵包很受孩子們的歡迎。雖然僅僅是一頓飯，卻讓孩子們身上的膿瘡減少了，感冒請假的比例也越來越低。在此之後，我傳授的對象是沖繩政府部門的工作人員。這些成果，報紙又以醒目的版面大幅報導。

隨著健康飲食的不斷普及，我擬定的各種食譜也被當成典範，在各個學校間流傳。報紙的追蹤報導說，在使用蔬菜、海草和黃醬為原料製作食品後，很多學生都表示自己變得更健康、更有活力，學校之外的當地人才開始意識到食物的重要性。

沖繩的另一家報紙《琉球新報》於是提出企劃，希望我們能為新報讀者寫一些專談健康飲食的文章（事實是，因為我只幫《沖繩時報》寫文章，引起轟動後，《琉球新報》的編輯也想跟上這股風潮），於是就由我的丈夫在《琉球新報》上撰寫專欄〈主婦營養學〉。本來的企劃是寫三十篇就好，但因為一開始連載就非常受歡迎，想停也停不下來，最後整整寫了六十期才告一段落。

讀者的巨大反響，是《琉球新報》創社以來從未有過的，所以不但連載了兩倍時間，還決定出版單行本。以當時《琉球新報》的影響力而言，即使掛上報社的招牌，在沖繩的銷售量預計也很難超過三千冊，但初版三千冊竟然轉眼售罄，創下了沖繩出版品的最暢銷紀錄。

就在那時，沖繩政府厚生局長夫人患了一種神經性腹瀉毛病，深受折磨。我教給她的治療方法是：先從喝糙米湯開始，再吃糙米飯，而且要細嚼慢嚥，並佐以天然菜餚；飲食之外，搭配生薑濕敷和坐浴等。沒多久，局長夫人的腹瀉毛病就完全治好了，讓厚生局的金城局長大感驚異。當時社會上結核病患者不斷增多，但厚生局編不出救濟患者的預算，十分苦惱，所以我們「無需花錢就能獲得健康」的方法便更具有吸引力，沖繩政府對我們的支持也因而更加積極。

在當時的沖繩，女保健員的穿透力可說無遠弗屆，因為當地的醫生數量不多，但女保健員卻遍佈各個村落，負責提供各種健康、衛生的指導。沖繩政府於是制定計畫，一口氣把散居沖繩各地的女保健員集中到那霸保健所，聽我們講解在糙米飯或麥飯中添加芝麻、蔬菜、海草的重要性，以及食物療法和料理的相關知識。很快地，我們的健康知識和理念就在沖繩全境傳播開來，並且得到全體沖繩人民的支持。

學習瞭解「育根」重要性的那三年

在我們輕率離開日本本土、深陷孤獨和寂寞之中的時候，沖繩的父老鄉親，就這麼像沙子吸水一樣，接納了年輕無知的我們。

沖繩人是不願意談論戰爭的，那種不得不在美國控制下苟且偷生的深刻悲痛始終存在，直到二十一世紀的現在，心靈創傷也沒有真正癒合；然而，當時大概就是因為他們窮困潦倒且內心苦痛，所以才拚命實行我們的方法吧。聽說野草好，就吃野草；勸吃黑麵包、糙米，他們就只吃黑麵包和糙米……。昭和三十年代（一九五五年到一九六四年間），沖繩人幾乎不吃蔬菜，大多以美國的速食品、可樂和甜食充饑，飲食非常混亂，但在停止食用垃圾食品、改以土地上生長出來的天然食物之後，沖繩人就真的徹底變得健康了。

便秘之類的毛病，可以通過食用炒糙米粉加黑砂糖調成的米糊治好，可見糙米粉和黑砂糖是必要的，因此我們常把炒糙米磨成粉後分給大家。另外，大豆、紅豆和小麥炒到烏黑再磨成粉，就變得有些像咖啡了，也當真有人稱之為「Soy Coffee」，加入黑砂糖後，就連孩子們也愛喝。為了取代可樂，我們也在沖繩檸檬汁中加入黑砂糖製成好喝的飲料。僅僅通過使用這些東西，我們就治好了許多人的便秘和不斷出現症狀的皮膚病。願意多吃芝麻、海草和蔬菜的人，身體健康無不更上層樓。

許多人都心懷感激地接受了我的養生方案，並愉快地改變飲食習慣。沖繩人原本就生活在大自然中，通過我所提供的飲食體驗，很能瞭解其中的合理性——除了回歸因美軍接管而忘掉的傳統生活方式，身體疾病也可以快速治癒。

我們傾注了極大的熱情，並以破釜沉舟的決心忘我投入工作。丈夫的開場演講和我緊跟在後的料理講解，只用三年時間就在沖繩全島掀起了一場健康運動。但是，這種運動就像培育生長快速的植物，枝葉看上去雖然繁茂，假如沒有好好扎根，也會很快枯萎。政府的倡導、媒體的宣傳固然擴大了影響力，但並沒有「育根」的功效。

「育根」需要更進一步的努力。千年大樹就是把根牢牢地扎進大地裡，才能經受千年風雪的侵襲，舒展枝葉繁茂的臂膀，為人類和鳥獸遮風擋雨。我們推廣的這個運動不能急於求成，因為肉眼看不見的「根育」才是通向大自然的重要途徑。通過在沖繩開展的這三年的運動，通過和各色人等接觸、酸甜苦辣無所不包的一番經歷，讓我學會了很多東西。

遺憾的是，就在枝葉已然繁茂、正該往下打好根基時，當地的教會卻認為，健康運動雖好，但基督教不能和政府及政治摻和到一起，也就是說宗教不能和政治扯上關係，這樣一來，我們就變得綁手綁腳、無法開展更具體的工作了。因此，在傳播健康知識告一段落之後，我們便無奈地返回了日本本土，但在沖繩的三年工作，為我們後來開展工作及現在的事業打下了堅實的基礎。

接下來的幾年裡，我經常聽說，不少有心人接替了我們的角色、勇敢投入健康運動，使得沖繩人的身心健康日漸改善。由此可見，我們以精神運動為目標是對的，就因為以開拓心靈世界、回歸大自然、收穫健康為宗旨，才能得到大家的支持。

第6章

手島郁郎老師沒分別心的愛

在沖繩的那三年裡，我一直以為是在拚命為沖繩工作，結果卻發現其實是在鍛鍊自己。三年裡開始有人經營天然食品店，我們也在自己家裡烤製黑麵包分發給大家，但終究不夠分，於是不久就成立了麵包工廠。

但因為突然要撤離沖繩，之前所做的事情，從所有權到有形物件，也只能一股腦兒都送給沖繩當地人了。

我們放下一切回了東京，可以說是空著手去、空著手回。儘管如此，我的心性還是得到了很大的鍛鍊，得以在東京從零開始，再一次背水一戰。

雖然剛回到東京時，是處於連三個月後的生活費都沒著落的拮据狀態，但我們馬上開始了新的事業。想起在沖繩的時候，報社和學校都曾委託我寫稿，於是我決定先辦一份自己的雜誌再說，《營養與健康》月刊由此誕生。

重視人際關係，危機就會變轉機

籌辦雜誌很花錢，沒多久我們就已經阮囊羞澀了，一般人碰到這種情況一定焦急萬分，但由親身體驗得來的智慧卻讓我一點也不擔心。我相信，即使家裡沒錢，精神富有也同樣能獲得安寧。有意思的是，我們身邊總是不缺有緣人，事情很快就有了轉機。

首先，丈夫的朋友——一位給學校學生食堂提供各類物資的乾糧店老闆——介紹我們認識了一些當地廚師協會的會員，於是丈夫得以有機會在廚師協會做了一次演講；沒想到小小一次演講竟引起了大田區許多校長的興趣，事業之火便由此點燃。之後我們就開始了到各個學校的巡迴演講活動，接著又和全國廚師協會合作。通過一次又一次的演講，我們不斷認識越來越多的人。

因為那時孩子已經長大、開始上學了，我有更多時間在家幫著寫寫文章，回答一些關於營養方面的諮詢。那時我們還是個只有十二位員工的小型雜誌出版社，卻每週都要騰出時間來舉辦兩次營養研討會，把雜誌社當教室用。雜誌發行上市之後，想要學習營養學方面知識的讀者都聚集到我們這裡來了不說，每當遇到經費緊張的時候，經營公司的讀者更會通過支付廣告費或出版費來幫助我們。實際上，創刊後有好幾次因為缺錢，雜誌眼見已經無法發行，都是這些讀者伸出援助之手，才讓雜誌不致走上停刊的地步。

有一回，一位大建築公司的社長得了肝硬化，藥石罔效，是我們的雜誌內容救了他一命，他的夫人因此經常來我們的營養教室學習，一聽說雜誌社資金緊張的事，二話不說就支付了一年的廣告費。那時的廣告費是每月兩萬日元，一年就是二十四萬，而我們一家人一個月的生活費也才差不多三萬日元，二十四萬對我們來說已是一筆鉅款，當真是雪中送炭！

這件事，更讓我認識到人際關係的重要性——關起門來埋頭苦幹、只顧自己是行不通的；同時，我也明白了「危機往往是轉機」的道理。從那時到現在，也還常有困難擋道，但總能迎刃而解。只要平時重視人際關係，遭遇困難的時候總會有人出手相助。

《聖經》的教誨也是如此。沖繩教會的阻撓讓我們心灰意冷、不得不離開辛苦工作了三年的島嶼，但不久之後我就邂逅了一位精通《聖經》的老師，而且還是位從內向外散發巨大感染力的老師。要成長，就要尋找偉大的靈魂並向他們學習。沖繩未竟全功的健康運動，成了促進我日後事業成功的寶貴機緣，也是我涵養心性的堅實基礎。

包容優點和缺陷的愛

回到東京之後，我正想尋找心靈的依託時，偶然發現了一本名叫《生命之光》的基督教月刊，讀了雜誌後，才知道東京有個學習《聖經》的集會，宣導的是純粹靈魂的溝通，反對一切形式的約束，沒有具體的組織機構，任何人都可以自由出入。主持集會的，是一位叫手島郁郎 (Teshima Ikuro) 的老師。

手島老師將學習基督教的真理之道簡稱為「愛」。人生即旅程，旅途中我們會學到什麼、又會留下什麼？留下的是永遠不會消失的足跡，而且還要帶它們去未來的世界，這就是手島老師倡導的生活之道。集會沒有儀式和教理，就只樸素地踐行著「愛」的活法。

手島老師講課時，是一邊讀《聖經》，一邊用簡明易懂的話解釋他自己經歷的、看不見的神力給我們聽，讓《聖經》中的語言變得更加生動有趣。

跟隨看不見的東西往前走，就是一種信仰。自然之力我們肉眼看不見，但確實存在，無形無聲卻又大到無限。我不是為了成為基督教徒才讀《聖經》，而是希望學習無限的真理（愛）。怎樣去判斷看不見的生命力呢？那是能量，也是力量。說到生命，最關鍵的就是愛；我一直在尋找的，也正是愛。手島老師深入淺出地講解《聖經》時，我能看出他內心正湧動著喜悅的熱流，愛的熱流。愛是從內心升起的一種情緒，表現為態度、語言和行動，直接進入人心、感染人心。這樣的愛是肉眼看不見的，但卻實實在在地存在。而且這種愛不會掩飾缺點、只將長處示人，而是包容全部，無論缺點或長處都囊括其中。

手島老師說，「刻意避談他人的缺點，只看人的長處，那不是真正的愛」。因為有過沖繩的經歷，這個道理我也多少明白一些——如果那樣做，我們就會變得過於寬容而喪失奮鬥意識。

在遇見手島老師之前，我總是只看見自己的優點、盯著他人的毛病不放而急躁異常，要到通過和很多人接觸，以及經歷育兒和工作等種種辛勞之後，才明白了其中的苦楚；手島老師的教導，讓我更加堅信自己親身體會來的種種。另外，之前我往往只用局部的眼光關注瑣碎問題，手島老師也讓我開始學習看待發展趨勢，還會不斷給自己出題目，比如「從宏觀的角度來看這個問題會怎樣呢」、如何培養自己的洞察力、怎樣看待人的根性等等。

正確的教育方式

從手島老師那裡，我也學到了寶貴的未來生活基礎知識。

有次，一位著名的美國學者來訪，儘管他是美籍日裔第二代，會說日語，但手島老師還是非常重視，親自做嚮導，領著他到處參觀，最後還特別設宴為他送行。就在晚宴快要結束時，那位學者卻在致辭裡說：「感謝多方關照！參加你們的集會讓我受益匪淺。……這個集會的非常之處在於有基督之愛，而且這種愛發展得生氣蓬勃，非常令人感動。每個人都有各自的缺點，但不要儘盯著缺點，我們應該多關注自己的長處，這就是信仰。」

才剛聽到這裡，手島老師便憤然站起說：「請等一下，愛不是像你所說的那樣！這要弄錯就麻煩了！愛是沒有分別之心，無論好壞，一概包容。就如同紙的表裡，如果硬要分開，就只會弄破，所以是一個不可分的整體。任何人都有缺點，將缺點與優點全部包容的，那才是愛。如果某個人總是隱瞞自己的缺點，而只將長處示人，那麼和他在一起就很累。母親會只愛孩子的長處而無視缺點嗎？當然是全部包容在內的。只看長處不看缺點我做不到，《聖經》裡也沒有這樣的說法。無視缺點不是真正的愛，真理不會蘊藏在這裡面，基督之愛豈能如此狹隘？」

當著眾人的面，手島老師面紅耳赤地繼續發表自己的意見：「這是我的理念，更是上天賦予我的使命。雖說這樣向客人陳述有些失禮，但如果發現基本要義被弄錯而不糾正，就無法向上天交代，就無法向愛我、培育我的基督交代，所以我要說出這些話。」

不愧是學者，那個美國人立刻明白了，感動地說：「您讓我大大地開了眼界。」

這件事，真正讓我明白了機會教育的重要性。「教育工作不能偏離本質，如果偏離了，教育者的感染力和影響力就會自然消失。」手島老師說。我從他身上學到，正確的教育方式是讓弟子們適時受到震撼，使他們在痛苦中歷練，才能說是扎實的根性教育。

冒險之愛

每逢一年一度的大集會，痲瘋病患者都會到手島老師這兒參與盛會。手島老師總是緊緊地擁抱並親吻他們，淚如雨下。他們都是被社會和健康人所拋棄的病人，尤其渴望愛心，手島老師冒著生命危險、回應這些靈魂的呼號並慰藉他們的痛楚，這就是愛。看著那情景時，我也禁不住淚流滿面，只覺得一道沉甸甸的、火熱的光芒射進了心房。

手島老師雖已離世多年，卻留下了深入人心的活法範本。在最後一次上課的時候，他還雙目有神、侃侃而談，不料講課一結束就倒下了。即便眼看著他倒下，大家都還認為他是那樣一個精力充沛的人，只不過是生場小病，絕不會就這麼死掉，但僅僅過了三個星期，他就離開了我們。也許在給我們講最後一次課的時候，他的肉體已經不行了，只是精神還在支撐著吧？最後一節課充滿了手島老師的愛和感染力，可以說是一堂以生命為代價的講課。

遇到這樣的老師，可以說三生有幸，但剛開始的時候，我其實很不理解手島老師，因為之前的教會有很多條條框框，比如怎麼吃東西、如何讀《聖經》與理解教義等，都有教科書式的明文規定，而他那裡什麼規範也沒有，但最初我手上只有一本《聖經》，沒有任何教材，真不知從哪裡著手學習。

剛開始的三、四年，雖然每天進出手島老師的教室，但完全是懵懵懂懂、糊裡糊塗的狀態，直到第五年的時候，我才明白了老師所講的內容。直到現在我都常想：要是能在老師活著的時候就多學點東西，該多好啊！當老師的話終於在我的心裡產生震動，催促我一心向學的時候，離老師去世已經只剩一年時光了。

現在，每當聆聽手島老師留下來的講課錄音磁帶，我就感覺自己當初的學法是多麼的可笑。不過，雖然自己淺薄，且使用的是幼稚的學習方式，但通過體驗，隨著努力歷練人生的親身感受，我也能漸漸明白——啊，老師所說原來指的就是這個啊！

我們每個人都是在各式各樣的生活過程中，通過經歷各種事情來獲得成長的，正如《聖經》中所說：

追求才能得到，尋找才有發現。

在遇見手島老師之前，我既沒有追求，也沒有尋找，當然無法得到自己想要的東西。能夠騰空心房、舒緩神經的話，遇到困難的時候，自然之力就會適時啟動來幫我們，所以重要的是培育自己的心靈之根。從此以後，我便拋棄了所有讓我患得患失的思想，為了透過鍛鍊自己來獲得成長，心甘情願接受勞苦磨練，而且只管出力流汗，結果怎樣聽天由命。

「捨棄個人利益，聽憑上天裁決，失去的個人利益一定還會回來；我們的行為將讓自己擁有無限的力量，獲得巨大的成長。」這就是手島老師給我的啟發。

也許就是這些學習經歷，在我日後失去丈夫、必須獨自帶著兩個孩子面對家庭巨變狂風暴雨的命運轉折時期，幫了我，給予我力量的吧？每想到假如沒有這些學習經歷，結果會怎樣，我就淚流滿面，內心充滿了對手島老師的感激之情。

第7章
常岡一郎老師的「上天經濟學」

要說有什麼意想不到的緣分降臨到我頭上，讓我獲得更多學習機會的話，那麼我和常岡一郎老師的相遇，無疑就是那種寶貴緣分促成的。

一九七二年丈夫突然出走，和另一個女人組成了新的家庭，撇下我一個人茫然不知所措，而且那時正值我們的新雜誌即將面世的時候，完全不知如何應對這樣的局面。但是，最後我還是決定拚戰下去，堅信困難只會讓自己變得更加強大，於是開始了一個人的奮鬥。

雖然下了決心，但我畢竟不懂業務經營，憑藉的只是血氣之勇。現在回想起來，也許就是因為什麼也不懂，才敢昂首闊步往前衝吧？倘若那時的我已然瞭解世事艱難，恐怕就沒有那個勇氣了。

一本雜誌的奇緣

我一邊繼續研讀《聖經》，一邊運用在沖繩累積的經驗，出版了《您與健康》月刊。但那時我並不知道如何維持雜誌社的運轉，也不知道一家公司具體而言應該怎樣經營。偏偏那時我的兩位心靈導師——米勒老師和手島老師——又先後在美國和日本亡故，讓我更是茫無頭緒。

就在我深陷沮喪、苦惱的情緒之中時，家裡的郵箱收到了常岡一郎(Tsuneoka Ichiro)老師創辦的《中心》雜誌，上頭蓋著大大的「贈閱」印章。《中心》既是一本健康運動雜誌，也是讓人讀後會感到豁然開朗的心靈健康雜誌，正是我追求的目標。所以，雜誌上介紹的常岡老師的著作，我一股腦兒全買了下來，徹夜閱讀。

因為參與過健康運動，常岡老師的大名我以前就熟知了，後來才知道，老師年輕時也曾染患結核病，兩次大吐血，差點死掉（醫生已說「如果再咯血就肯定沒救了」）。他說，當時的危險程度就好比雜技演員走鋼索——不看自己的腳下，只瞄準前方來調整自己的重心。是啊，如果光看自己，是必定要摔落的，必須瞄準前方才走得過去，所以常岡老師在心裡認定只能這麼做，以此調整重心，忘了自己的存在，於是創辦了《中心》雜誌。通過眼睛向前看，進入忘我境界，他成功度過了一大劫難。

常岡老師在他的體驗記中說，《中心》的前一萬本都是借錢出版發行的。雖說募集捐款很簡單，有些人即使心不甘情不願，也會看在人情份上掏腰包，但那不是發自內心的，帶有強迫的味道，沒有意思，因此他拒絕接受捐贈，決心白手創業。因為目的是獲得自身的成長，只有自己借錢、自己辛苦掙錢還貸，才是有益的磨練。

常岡老師的著作讓我茅塞頓開，覺得自己很適合效仿他的做法，先借錢來出版月刊。回想起來，和常岡老師的邂逅，也正是我人生最艱難的時候。

一開始，我一邊拚命閱讀老師的著作，一邊步履蹣跚地付諸行動，但到底因為人生經驗不足，事業進展極其緩慢，而且不斷有各種問題出現，讓我窮於應付。於是我開始給常岡老師寫信，沒想到，老師竟在百忙之中回應我的求援，抽空給我回信並勉勵我。他的行動力讓我感動，也是我那段時間的一大收穫。

通信一陣子之後，我便改用打電話向常岡老師請教問題，有時他會表示電話裡說不清，讓我過去一趟，但他實在是太忙了，常常是電話才剛接起來，客人就又來了，幾乎沒有片刻安閒時光。有好幾次去找他當面請教，卻因為老師沒有時間和我長談，只好很快便打道回府，什麼也沒問到。

怎麼辦呢？我想了一下，找出一個折衷的方法：常岡老師的會館就在東京，但家住京都，經常往返於兩者之間，那麼，乘坐新幹線從東京回京都的途中，想必一定有空。於是我便事先向事務所的工作人員打聽老師的回家日期和新幹線的發車時間，再請求常岡老師允許我一同乘車，就近請教，才終於得到了老師的更多指點。

聽是都聽到了，但由於沒有親身體驗，具體怎麼做還是一知半解。老師因為是親身經歷，加上有深厚的人生歷練，所以自然看得明白，且能付諸口語、文字，我該怎樣努力才能成為老師那樣的人呢？怕是只有加倍努力了。從此以後，懷著一顆「求道」之心，我一邊從事出版業務、一邊抽時間去聽常岡老師的演講，一有機會就隨他同車問道。

「無」和「空」不一樣

第一次和常岡先生乘新幹線去京都的時候，應老師的邀請，拜訪了他家。雖然我的到訪頗有唐突之嫌，但他夫人還是燒了一鍋糙米飯（那時他們家並非總吃糙米飯，只是偶一為之，那次則是專為我準備的），做了一桌好吃的菜歡迎我。因為第二天常岡老師要回東京處理事務，我就和他又一起乘車趕了回來。回程途中，常岡老師告訴我「空」的重要性：

你錢包裡曾經有錢，但現在沒有，這個不能說是「無」。「無」是從一開始就沒有錢，所以應該說成「空」。「空」是曾經有過，因為不斷使用、現在變沒有了的意思。可見「無」和「空」是不一樣的。

聽了先生的解說，雖然有點明白，但由於還沒有深刻認識，所以仍然是似懂非懂的狀態。老師又說：「父母因為負有責任，在生下我們之前，就想到沒有錢不行，所以會提前精心準備，等待我們降生。倘若後來卻為了自己而使用這些積蓄，當然不可取；但如果是為了兒女以外的旁人而付出，那就是積德之舉，將會獲得自然能量的眷顧。心甘情願為他人奉獻出去的東西，源自奉獻者本身，所以還會回來，如果能看到這一點，你就明白了。」

同樣的，老師的這些話，我還是不很明白——雖然能聽懂，而且我一直在讀《聖經》，也在做著類似的事情。

然而，我們在京都車站時發生了一件事，大大增加了我對這方面的理解。

來到京都車站時，常岡老師突然撇下我，小跑步地溜走了，我只遠遠看見他對誰說了些什麼，但等到他回來的時候，卻把買好的車票塞給了我——看來是老師沒帶錢，去借了。於是我問：「老師，您身上沒錢嗎？」

「嗯，我本來是真的沒錢，但這不是有了嗎？我有朋友在這裡，是從朋友那裡借的。」就連我的車票，他也借了錢來買。

老師之所以沒錢，因為他總是把錢花在別人身上。贍養數以百計的孤兒、無依無靠的老人……，錢都為別人花掉了，所以成了「窮光蛋」，他自己當然心知肚明。但沒錢還是得搭車去東京呀，他卻一點也沒露出擔心的模樣，來到京都車站時，恰好有熟人在，於是就連我的車票也借錢買了。我想，所謂「把一切交給上天」，應該就是這個意思吧。

我不禁有些吃驚，於是又問：「老師，假如一個熟人也沒有見到，又怎麼辦呢？」

常岡老師卻說：「到目前為止，身上沒錢時，我還沒有碰到一個熟人也找不到的情況。」一定會有熟人的，一定會有人肯借我錢的。面對他這種信心，我只能愕然以對。

「萬一沒有人肯借錢給您，或者您的熟人都沒多帶錢，又該怎麼辦呢？」

「沒有如果，也沒有假設、假定之說，我們只談現在。如果老想著假如怎樣、要是怎樣，就會束縛住自己的腳，什麼也做不了。」

人生只有現實、也就是「當下」，才是需要關注的問題。不只常岡老師，米勒老師、手島老師也都說過「時間最重要」、「現在最重要」之類的話，在這點上他們是一致的。問題只在如何抓住當下，沒有什麼如果不如果。倘若只是擔心未來的事，如果這樣該怎麼辦，如果那樣會怎樣，我們就無法行動。

「現實情況是怎樣的，我就怎麼去做，需要當下面對。雖然身上沒錢，我不也到車站了嗎？不也遇到熟人了嗎？不也借到錢了嗎？不也乘車到東京了嗎？能做到這些就行了。」

靜心一想，這其實不難理解。人人都會擔心未來，所以總在考慮以後的問題——過去是這樣的，今後也應該這樣，如此這般自我設限。如果我們只是擔心過去和未來，那麼重要的現在就被忽略了，結果無法做到腳踏實地，導致事業難以成功。

雖然當時我已經有點理解，但也僅限於大腦活動，還沒有進入心裡，於是我又追問：「但是老師，我還是不明白，倘若這個『如果』沒有得到解決，我們將寸步難行。真是沒有熟人幫忙的情況下，該怎麼辦？」

「我們就先回我京都的家。此時就不是關心東京還有工作的事了，而是京都更重要了。」

我不禁在心裡讚嘆：「哦，原來如此！」老師的人生態度果然比我高明得多。

本來要去某個地方，假如非去不可，有緣人自會來幫你；如果去不成，那就返回吧。人不要這樣、那樣去想，而應該珍視已經擁有的東西，就像獲得一粒種子就該播種到土地裡並好生照料一樣。這種活法就是自然活法，常岡老師稱這個為「緣分」，但當時那個概念依然停留在我頭腦中，而沒有深入心裡。

有一次，還真發生了「如果去不成」的事態。我記得那是一個星期三，我和常岡老師一行三人去京都車站搭乘新幹線時，所有列車停運檢修，但我們到了車站才知道。我因為有急事，便臨時改搭飛機回東京，常岡老師卻說：「啊，既然列車停開了，那就不去也罷！」但我知道，當時他可是趕著要去東京為人籌集六百萬日元應急款的。只見他在車站給什麼人打了個電話，結果對方說：「啊，錢我這裡有的，請過來拿吧！」——竟然準備好了。老師微笑著說：「今天這件事可作為前幾天關於『如果』問題的回答。為什麼今天不去東京也能把事情辦妥呢？因為我打定主意就在這裡把事辦了，所以就能辦成。」

我大為驚訝，問道：「這是如何做到的？」

「要做到這一點，必須先播下種子，臨時下功夫是不行的，要從培養根性做起。」老師說。

這就是所謂的「空」，我深切感受到它和「無」的不同之處了。不要去想「如果」怎樣怎樣，只需關注現在。如果能做到老師這樣，想來是很愉快的，但那時的我還是不很明白，可能是「播種」還遠遠不夠。

老師對待金錢的態度尤其讓我佩服，他說：

大家都認為財物很重要，其實時間才是最重要的。到底是發揮或者扼殺時間的效率，就看我們對時間的認識。人們認為金錢最重要，但就是因為最重要，才必須拿出來用。

常岡老師這個關於「把金錢拿出來用」的特訓，後來讓我受益匪淺（參照我的另一本書《感恩天道》）。

以「竹竿禪」放空自己

這些領悟並非各自獨立，而是相互之間都有關聯。因為我愛讀《聖經》，所以就能一點點悟出《聖經》的言下之意。以「基督餵飽五千人」為例，這個說法出自《新約全書》，說人們因為仰慕基督、希望聆聽他的教誨，所以有五千餘人跟隨基督行走於荒野，但隨著時間的流逝，大家肚子都餓了，此時基督餵飽五千人的奇蹟就出現了：弟子們一共只有五個麵包，便問基督怎麼分，基督祝福並感謝這些麵包，然後將它們分給了每個弟子，據說結果大家都吃飽了。

雖說這是個奇蹟，但並非天降麵包，也不是基督把五個麵包變成了五千個。以色列的大部分國土都是沙漠，人們外出旅行時都必須準備好飲料和食物。既然是到荒野之中去聆聽基督講經，這些準備自然必不可少。當時，基督的做法是祝福僅有的幾個麵包，然後全部分給眾人，而沒有為自己和弟子們留下一丁點。有感於基督的做法，一個小孩主動把自己的麵包奉獻出來，這種愛的行為像電波一樣迅速感染了每個人，於是大家都拿出自己的食物來分享，結果每個人都吃飽了。常岡老師管這叫「上天經濟學」。

精神傳播之時，物質就會發揮作用——啊，原來如此！

因為首先得從付出做起，所以這也是「愛的經濟學」。即使在戰後沖繩那樣一窮二白的地方，不也產生了這樣的經濟學嗎？這故事告訴我們一個道理：付出就有回報。不過，如果我們每次送給鄰居什麼東西時，都想著對方會給什麼回報，就和「空」大相逕庭了。「上天經濟學」是一種能量，人人都可以擁有、運用。

大自然擁有無限的能量，如果能夠吸取這無限的能量，我們就能心想事成。這和我當年採摘蒲公英的經驗很相似：吃了用蒲公英做成的菜，就有一股看不見的能量進入我的體內。在此之前，我是拒絕這種能量的，只把食物當作物質來吃，後來的我則確信，只要心靈親近大自然，能量就可以進入自己的身體，這便是常岡老師的實際教訓告訴我的道理。

「空」也許正是這個意思，「那好，就試著去做吧！」當我這麼想的時候，便會有一股力量從心底升起。

不帶任何功利之心地奉獻，自然的能量就會進入我們的身體，這是常岡老師被結核病困擾期間悟出的道理。當時的人認為呼吸新鮮空氣有利於治療肺結核，所以常岡老師就去小田原的海邊呼吸新鮮空氣，但一起去的一位朋友卻因咯血死在眼前，這情景讓他的心一下涼了半截——也許自己也會和他一樣吧？

後來他去圓覺寺坐禪，但坐禪過程中，腦子裡也還是在胡思亂想——某某人現在怎樣了？我還沒給他寫信呢；是啊，這件事還沒做，那件事也還擱著……如此這般的各種雜念，總在坐禪時紛至沓來。後來連他都對自己失望了——「我這樣的人，大約是沒救了。」

就在此時，常岡老師發現了「竹竿禪」。

有一天，一位照顧過他的大嬸正用一根前頭帶叉的竹竿晾曬衣物，老師看見了，就借了人家的竹竿，用手筆直地豎起來玩：如果能適時調整竹竿、保持平衡，竹竿就不會倒下。在調整竹竿以使其保持直立的過程中，因為聚精會神地注意竹竿的狀況，自己這邊就成了真正的「虛空」，而且是相當純粹的「空」。也就是說，專注於適應眼前之事，自身就「空」了。

關於疾病，越是有人跟你說不要擔心、不要擔心，你反而會越擔心，這是常理，所以最好還是忘了有病在身。那麼，怎麼做才能忘了疾病呢？如果有人讓你不要往右邊看，你可能更想往右邊看，此時不妨把眼睛轉向左邊，最好的辦法則是讓自己忙碌起來，打掃廁所、清理陰溝、擦拭家具……，無所不可。工作的目的不再是為了掙錢，只要能夠讓自己「忘我」就好。從這裡，常岡老師悟出了一些道理（當年我染患結核病的時候，食療老師對我的特訓想來也很類似）。

老師醒悟之後，覺得這樣下去不行，為了獲得成長，便從慶應大學退學，開始跟隨神道派的人生導師學習「養心」之法。他拚命地學習，到各處人家去做擦鞋、換木屐帶及清掃庭院和廁所的工作，真正進入了忘我的境界，結果結核病果然痊癒了。

聽了常岡老師的這些話，我才真正理解了所謂「放空自己」的確切含義。

斬斷過去，從零開始

米勒老師的無私奉獻，手島老師通達《聖經》的活法，以及從常岡老師那裡學到的自我放空，都是我創辦雜誌《您與健康》月刊的基石。

為了培養根性以使自己獲得成長，我只考慮在不計較損益的情況下能做多少受人歡迎的事，並決定堅持到底；這樣一來，就給了《您與健康》雜誌算是穩固的基礎。但在發行創刊號的時候，因為離婚時決心撫平傷口、重新開始，所有財物都給了丈夫，沒有付印資金了，只好借了三十萬日元、印刷三千本以贈閱方式發送。另外，為了斬斷和過去的一切聯繫、從零開始，我寫作時也由本名「五來百合子」換成筆名「東城百合子」。

也許是從結核病的死亡邊緣被救回來的緣故，我決心自立自強，把一切託付給不曾辜負我的上天。能夠堅持下去，則是多虧了《聖經》的學習和有幸遇到常岡先生這樣的人生導師。

「一個女人家獨自帶著孩子，今後怎麼辦呢」，如果動不動就這樣胡思亂想，只會讓自己感覺希望渺茫、喪失鬥志。每逢這個時候，我就想起常岡老師的勸導——有人讓你不要向右看、但你偏想向右看時，就拚盡全力把眼光轉向左邊吧！為了進入忘我境界，我隻身一人忙得團團轉，開始了創業歷程。這些努力使我擁有了克服危機的巨大力量，忙碌的工作也讓我忘記了痛苦，讓我再一次從瀕臨絕境的危機中掙脫了出來。

我就這樣堅持了大約半年的時間，回想起來，真是煉獄一般的歲月。我一邊帶孩子一邊寫稿，整本雜誌都自己來，因為忙得廢寢忘食，瘦得只剩下三十公斤。由於當時沒有半個訂戶，只能依賴扶輪社等的名冊，寫下收件人姓名寄出贈閱的雜誌，朋友和一些同情我的人都跑來幫我，雜誌社總算運轉了起來。

困難多，解決的辦法更多

人在拚命做事的時候，智慧和感覺就會自然啟動，即使沒有資金也能想出應對之策。

首先，發行雜誌需要編輯。雖然文章可以自己寫，但我不懂能讓文章變得易於閱讀的版面設計和編輯技術，而且沒刊登廣告找幫手。情急之下，我想到了附近的成城大學——也許大學生中有人能幫我解決問題，於是寫了一些招聘編輯的招貼紙，自己去大學周圍的電線杆上張貼，果然很快就有在大學編輯校內報紙的大學生來應聘。

另外，如果不盡早取得「第三種郵件」認可，高昂的郵資也會把我壓垮。郵政局的工作人員給我出主意：「如果你能出示讀者購買的證明材料，如明信片、匯款單或收據什麼的，湊足一千份，就可以獲得第三種郵件認可。」於是我開始四處求人幫助，三個月後終於完成了第三種郵件認證。之所以能在這麼短的時間內拿到認證，當然是得到了很多人的幫助。自然的幫助是通過人來實現的，那段時期裡，許多人的雪中送炭讓我至今刻骨銘心。

三十萬日元的借款當然撐不了多久，但漸漸有廣告費進來，有些廣告主甚至因為雜誌對他們的公司也有宣傳作用，開始一次購買兩千本、三千本地支持我們，半年後總數還達到了七千本，一般讀者也漸漸多了起來。

半年後，我不禁感慨萬千——到底還是辦法比困難多啊！雖然事業的根基不牢，尚處蹣跚學步階段，但我可以向米勒老師、手島老師還有常岡老師學習，一邊忙碌一邊領悟他們的活法，積累自己的心得。

這樣的生活一直持續了五年。我創辦的是健康雜誌，一旦事業有了起色，就不宜再與商家合作，所以滿五周年之後，我就決定終止和其他公司的廣告合作。

當時的員工一聽之下臉都白了，「如果廣告主不再大量購買我們的月刊，那怎麼辦呢？」大家都認為，這一來，雜誌社的經營將難以為繼。然而我卻堅信，只要有自然力支持，不可能的事也會變成可能；假如雜誌真的因此賣不出去，那也是因為緣分已盡，大不了從頭再來。

《您與健康》發行之初，我曾對常岡老師說：「您的月刊從一開始就不登廣告，雖說不登廣告的雜誌比較理想，但是……」老師回答說：「我的雜誌是這樣，但你可以按照自己的想法去做。通過廣告能夠廣結善緣、獲得幫助。但是，既要重視人緣，也別忘了磨練自己。」

當時我還不能理解老師的深遠用心，只在心裡打定主意，有一天我也要不再依靠廣告地經營雜誌。五年後，當我告訴常岡老師我的雜誌已經終止廣告合作的消息時，他大吃一驚，進而高興地說：「哎呀，太好了，我就等著你做出這個決定呢，這樣一來，你的根性還會獲得更大的成長。」

常岡老師總是幫助那些懦弱無能、辨不清方向、做什麼都不可靠的人，並默默等待他們的成長。對於看似無可救藥的人，他也能給予極大的耐心，讓我很感動，並且深刻領悟這份「等待之愛」的厚重，更希望也能在效法他的作為後，如他所說的「得到更大的成長」。

果然，當《您與健康》停止刊登廣告之後，得到了很多通情達理讀者的支持，他們都認為，這才是真正的好雜誌。同時，有一位廣告商也認為沒有廣告的雜誌更好，反而方便做宣傳，並一下子將訂購量從兩千本增加到了五千本；這一舉動，無意中讓我的雜誌社擺脫了困境。由此可見，自然力是一直在觀察人心的，人心是聯繫宇宙的能量，人心「空」了，自然力就會進駐。通過認清這個道理，我的事業得以順利開展，並一直延續到今天。

來自天脈的人脈

《您與健康》月刊的發行，完全是出於交心的目的，所以對於那些試圖通過金錢、財物搞關係，以及企圖利用雜誌牟利的人，我們的緣分就漸漸盡了。經常聽別家公司的人說，他們的社長每天都忙著接待客戶，而我這個社長卻每天都在忙著推廣健康運動。沒錯，為了學習和傳播大自然的親切之情和關懷之心，我確實全力以赴，所以希望共同獲得成長的人們就心心相連了。但一般的情況剛好相反，人力和金錢、財物總是糾纏不清。

關於這一點，也許只能透過先讓自己變得一無所有，才有可能看得明白。

我的體會是，一旦全心奉獻所有的力氣、汗水、熱情和財物，讓自己變成「一無所有」的人之後，金錢、物資終究都會紛紛回到你身邊，前提是要開拓內心讓自己成長，而不是為了謀取利益。「如果做到這個地步都不行，我還可以隨時獻出本已一無所有的自己」，能這麼想的人永遠不會精神匱乏。

追求精神生活的人，他所結交的已經不是人脈了，而是天脈——通過上天成全的人脈關係和大自然相連，當然就會為自己帶來「好運」。

天脈是以人心為主體連接而成的，不是物質。

《您與健康》始終堅持培養人的根性，不為特定公司廣告和做宣傳，而且和名聲、權力等斷絕一切關係。我從不在這些方面費神，寫作的目的只有一個：錘煉、提升自己，其他的都交給上天去安排。結果雜誌的影響力卻不斷擴大，在我看不見的地方，很多人在讀我的雜誌，很多看不見的心力在向我聚集，這就是

「來自天脈的人脈」。

這種人脈，甚至還可以傳播到下一代。物以類聚，緣分也會呼喚緣分，這就是天脈，互相關聯，不斷擴展，雖是一項需要重視心性、擁有強悍忍耐力的工作，而且誰也不知道什麼時候會發芽，但只要培育好根本，遲早會有好結果。

那時的我，就以「有志者，事竟成」鼓勵自己，默默朝著這個目標奮鬥。有人說「二流的領導賺錢，一流的領導賺命」，回想起來，我就是以後者為目標的吧。

獨力創業的前三年，每一天都過得非常辛苦，而分手後，丈夫的公司卻日益興隆。那三年裡，我一再遭受誤解、謾罵和負面宣傳的無情折磨，一邊帶孩子，一邊還要應對各種看似根本無望解決的問題，箇中滋味真是難以言說。那時的我，只能學習米勒老師的「感謝」態度，對外界的一切攻詰從不辯解，只是以「戰鬥加忍耐」的態度面對，因為我堅信，想要提升自己的話，這就是最好的鬥志鍛鍊方式。

全神貫注於根的成長

月刊剛出版的時候，因健康運動而結識的某公司社長K先生提出支援我們一筆出版費用、直到我們能獨立運行為止的建議，並表示如果能在雜誌封底刊登一頁該公司的宣傳廣告，他們還會購買一千本。

正因如此，我們的創刊號剛一面世，就被誤以為是該公司的機關報，同時流言四起，說我和那位社長關係不同尋常——一個女人獨立生活是非常艱辛的，一定是我在搞眉目傳情的把戲。在這個關係到往後我能否獨力經營的緊要關頭，我毅然終止了那份廣告合作，並和那位社長斷絕一切關係，擺脫風波的影響，重新出發。

再一次面臨重大考驗，也就是雜誌出版五周年、我決定全面停止廣告合作之際。這一次，河野祐治商會的女社長支持我們的決定，出手相助，將之前做宣傳的兩千本採購量提高到了五千本，幫我克服了危機。

後來，我又在一些意想不到的場合有了不可思議的緣分，獲得各色人等的暗中支持。最是不知如何是好的時候，總有朋友會向我伸出援助之手。

有的好朋友甚至乾脆住到我家裡來開導我。比如說，我最感到孤獨無助的關頭，在沖繩與我一起追隨一位老師的道友，和附近一起學習《聖經》的朋友，便一起住到我家裡來，幫我鼓起生活的勇氣，我則像抓住了一根救命稻草，攥住了就不放手。但在他們認為我的狀況漸趨穩定、已經可以回到工作崗位之後，就相繼離開了，沖繩來的回了沖繩，家住附近的也回去結婚，去了大分縣，留給我無盡的感激之心。

假如沒有他們，就沒有今天的《您與健康》。因為有汗水和勤奮的灌溉滋養，我的根性之樹在鍛鍊中一分一寸地成長壯大起來了。這些可貴的友誼，讓我相信「根深，枝葉必定繁茂」，所以從不去擺弄枝葉，而只是全神貫注在根的成長上。

III 向不可思議的因緣學習的人生

即使我們沒有巴望什麼，

機緣還是會隨著時間的推移輪迴到我們頭上。

播種、育根，植物正常發芽，這些均非人力，

而是自然之力作用的結果，我們只需努力播種即可；

一些突然發生的事件，

也是因相關者之間存在必要的機緣而促成。

第8章

惡緣纏身的重重考驗

結核病痊癒、氣力十足地投身工作一年後，我結婚了。回到千葉神學院傳授學生天然營養學知識時，認識了在神學院附屬食品工廠從事豆奶、麵包烤製及罐頭生產等技術工作的先生。因為我還承擔了全校師生的伙食配製任務，經常一起工作，又都有向世人傳授天然營養學知識和天然食物的理想，日久生情，成了夫妻。

婚後他做講演，我協助他舉辦料理講座，夫唱婦隨，當時所有人——包括我們自己——都認為我們是幸福的一對。我們一起去了沖繩，懷著使命感激情澎湃地投入工作，回到東京後雖然拚搏得很艱辛，但夫妻齊心合力，對未來還是充滿了希望，並沒有把辛苦當回事，生活過得很快樂、很充實。

然而，就在雜誌終於順利發行的時候，卻突然發生了一件匪夷所思的事情，讓我的內心火燒焰燎，痛得幾乎要吐血，真是一場煉獄似的經歷。

突如其來的分手

一九七二年，丈夫突然提出離婚的要求，和別的女人組成了新的家庭，從此再沒回來。當時我一下懵了，完全不知道這是為什麼。倘若是因為吵架分手，還可以理解，可我們沒有吵架啊，一直是一起奮鬥的，他怎麼就突然離我而去了呢？（也許對他來說並不突然，只是我覺得突然罷了。）

離婚之後，我經常苦苦思索他為什麼要這樣做。因為太過突然，孩子和我一時手足無措，全都傷心欲絕，精神狀態彷彿被冰凍了一般。不錯，我是有很多缺點，但也不至於因為討厭我，連孩子也不要了啊……我無論如何想不明白。今後的日子怎麼過，腦子裡也是一片空白，失魂落魄，成天恍恍惚惚地飄來飄去，彷彿幽靈一般。

先前的渾身是勁很快就喪失殆盡，什麼也做不了，就連上一餐吃了什麼也經常想不起來，更別說健康運動和料理工作了。勉強動手做以前喜歡做的菜，也突然感覺頭腦發昏，似乎精神狀態有些失常。

朋友、讀者打電話來時，越是替我難過，越是讓我悲上加悲，心情一落千丈。所以在重新開始工作之後，我就拒絕接聽所有電話，也不見任何人，希望破滅時的巨大恐懼，已經死死地攫住了我。但是，就在我近乎發狂的時候，《聖經》挽救了我，曾經一起學習《聖經》的學友也向我伸出了援手。

就在我不知如何是好時，從前認識、非常關心我的一位社長邀請我去他的公司上班。但一去上班我就發現，這對我的孩子是加倍的折磨——孩子們已經和我一樣處於水深火熱之中，假如我再外出工作，他們只會更孤苦無依。更何況，我家老二非常喜歡爸爸，父親突然出走對他造成了極其沉重的打擊，由於沒有及時疏導，那時的他已經開始跟一些遊手好閒的傢伙鬼混了。我自己更無論如何不想讓他們都變成所謂的「鑰匙兒童」，所以最終還是辭職回家，只在那家公司上了十來天的班。

小兒子讓我操心，大兒子也不遑多讓，纏著我要學滑雪。他那時也還沒有從失去父親的陰影裡走出來，心理狀況堪憂，滑雪又是一項帶有危險性的運動，似乎此時不宜；但如果堅持不讓他去，又擔心他不能改變心境、走出陰影，所以還是答應了他。

我的擔憂是對的，才剛參加滑雪練習的第二天，他就受了複雜性骨折的重傷。老大平時是個很謹慎的人，我想他一定是想趕走鬱結在心中的苦悶，才會滑行得那麼快。

後來老二又接連遭遇交通事故，當真是「福無雙至，禍不單行」。這究竟是怎麼了？這個天地到底是怎樣運行的？我只能在一片黑暗中掙扎，苦苦尋找答案。

人生不能只看會變來變去的東西

就這樣，我被丈夫拋棄，成了一個單親媽媽，若要忘記苦痛就必須做點什麼，不然我真的會被折磨而死。也許當年我就應該死於肺結核，但既然都瀕臨過死亡了，對於別人的出手相救不思回報是無論如何說不過去的——大約我的使命就在於此吧。想到這裡，心底稍微升騰起一點勇氣。

話說回來，發生這樣的事，我本身也是有責任的，所以我把我倆多年來積攢的財物全部送給了前夫（在我看來，這些東西已經有了瑕疵，不再純潔了），以此作為對自己的反省，也可以說是我從《聖經》和常岡老師那裡學到的方法。現在要問當時創辦雜誌的動機，我也說不清，只是覺得夫婦分手的問題解決之後，為了自己的進步應該做點事，所以才開始了月刊《您與健康》的發行準備工作。

我一直為之奮鬥的健康運動，實質是精神運動，因為它帶來的不僅僅是肉體的健康，還有健康背後的幸福，以及通過養心讓人的精神也變得健康。可見這種健康不僅僅指肉體，還包括心理。

但由於家庭破裂，許多人認為我之前說的話不過是一派謊言，不再信任我，於是我下定決心，從頭再來，毅然拋棄和前夫經營公司時所累積的客戶名單和資料，開始了赤手空拳的打拚。

後來，常岡老師曾說過這樣一段讓我深信不疑的話：

一個人撿到一萬日元，便以為是賺了，於是收進腰包。而丟錢的人此時正懊悔不迭。因此撿錢的人其實撿回的是「懊悔」，這個「懊悔」將附著到他身上。

我之所以放棄財產和客戶資料，正是因為留下惡緣就等於播下本質不好（和自然不相容）的種子，當然只能長出更多惡緣，還不如一切歸零、從頭來過。指責別人，反過來會被人指責，結果就得不到平靜。《聖經》和歷史告訴我們，我們每個人最終都會走進墳墓，這一代解決不了的問題，下代人總會繼續解決，首要之務是不要給生活留下悔恨，這是促進自我成長的一個方法。捨棄一切，一邊流淚一邊開始自己的事業，我認為自己當時做得很對。我不再怨恨前夫，反而在自省中發現了之前生活的不足之處，找到一個又一個自己曾經做得不好的地方，感到很對不起前夫。

人的思想，總是不斷變化的。我深刻認識到，人生不能只看會變來變去的東西，而應通過不變的大自然來辨別真偽、學習真理。我雖然失去了金錢和物資，但親身體驗的心路歷程是我從大自然學到的能力，不會丟失，將永遠存留在我的心裡。

在認清自己不能不面對帶著兩個孩子生活的嚴峻現實之後，我第一次給母親打了電話（那時父親已經去世），告訴她今後我將一個人辦雜誌了。母親在電話那頭默默地聽著，我一說完，她便吃驚地問：「這麼大的事，先前為什麼一聲不吭？」

我說如果我找哥哥們（他們總是擔心母親和我這個妹妹）商量，他們一定會讓我回去。但無論前途有多艱難，與其讓母親和兄弟們擔心，還不如我自己一個人來扛。

聽了我的解釋，母親頓了一下，接著一邊啜泣、一邊斬釘截鐵地說：「如果你已經決定了，就那樣做去！我養育你就是為了這一天，你一定行的，好好努力！」隨後不聲不響地寄了三十萬日元給我。我想，再沒有比這個時候更能讓人感受舐犢之情的可貴了。

我以這三十萬日元為資本，開始撰寫、發行《您與健康》月刊，創刊號三千本全部免費贈閱。雖然我知道母親並不指望我還錢，但一有能力我還是還給她了；這樣做，也是為了讓她能稍稍放心。

良緣難得，惡緣不必留

所謂惡緣，有時本是良緣。一次，我去拜訪一個朋友時，帶了禮物和手提包坐在車站的長椅上等電車。正思考問題的時候，電車來了，我抓起禮物就上了車，卻把手提包忘在了長椅上。當我意識到、並在第二站就下車返回尋找的時候，手提包已經不見了，車站的工作人員都說沒有看到。本來這個手提包是有紀念意義的，對我來說，它就是一段回憶、一個良緣，所以很重要。提包裡有我的名片和幾萬日元現金，總希望撿走的人能還回提包，錢就算了，但最終它也沒有回到我手上。

這算是失落了良緣嗎？後來我想起了常岡老師說的「一萬日元」那段話。沒錯，我希望有人能把我的提包還給我，但終究事與願違，因此我非常惱恨；但換個角度來看，也可以說已經有人把我的惱恨「撿」去了，一想到自己肩上的不幸、災難等重擔彷彿一下被別人卸去，頓時覺得渾身輕鬆，人也快活了不少。

說到惡緣，很久之後我們又遇到過一次。那時老大還是學生，開車不熟練。有一回，前面的車子突然緊急剎車，他沒來得及反應，撞了上去。被撞的是輛商用車，對方提出要我們賠償誤工費（日薪加一天的業務銷售額）和車輛損壞修理等全部費用。雖然明知這些都會由保險公司全額賠償，但對方的K社長還是提出了十五萬日元的報價。我和保險公司的人一道去了那家公司時，完全不打算討價還價，可當我拿出十五萬日元的時候，對方卻說：「不不不，要不了那麼多，三萬日元就夠了！」

可能是因為當著保險公司人員的面，我又很爽快地拿出了錢，所以他才吃驚地改了口。我也知道對方的保險公司會賠償車損，公司根本不會有任何損失，但還是堅持要付十五萬日元，並說了一番類似常岡老師分析撿錢問題的話：「給貴公司添麻煩了！因為我們兩家有撞車的緣分，所以才撞了車。為了兒子今後不再犯這樣的錯誤，從教育角度出發，我們不希望再有這樣的緣分，這是作為對貴公司的謝儀，請收下！」

聽我這麼說，先前態度蠻橫的K社長馬上就變了臉，不停地打躬作揖，以最謙恭的態度收下了那筆錢。

緣分呼喚緣分，這次事故中兒子撞了別人的車，是因為我們和對方都有撞車緣分的緣故。而兒子的根脈源於父母，所以我當然也有責任。因為對方開了口，我們掏錢就斬斷了和惡緣的聯繫，災難就會變成福報，成了良緣和好的根性。一下子拿出十五萬日元，從眼前看似乎是個損失，但如果是為了子女品德教育的「播撒良種」需要，那就實在算不了什麼。我把事情處理經過一五一十告訴老大的時候，曾經好幾次超速駕駛和撞壞車子的他，就像被刺痛了似地說：「這件事讓我吸取了教訓，有了痛徹的認識。」

事後不久，老二也在自家門前的十字路口和一輛計程車撞到了一起。雖然明明是對方的錯，員警也說了百分之百是對方不對，但調解員卻各打五十大板，讓對方使用公司的保險修車，要我們拿出十萬日元解決其他問題，還說了「人不能太自私」這種話。

「儘管是對方的錯，我還是會拿出十萬日元的。」我說，「今天為了孩子的教育，我把他帶到現場來聽。緣分呼喚緣分，之所以撞車，是因為雙方都有撞車的緣分，但這種緣分並非良緣，我不想我的孩子再有這樣的緣分，他們也不能再次撞車。這十萬日元就算是孩子的教育費吧，請收下！」

對方原以為我會拒絕掏錢，沒想到如此爽快，因此很高興地收下了。他只想著細微末節的問題，而不關注根本，認為只要拿到錢就好；相反地，對於我們來說，又獲得了一次很好的學習機會，是又一次根性的培養和提升。和上次的老大一樣，老二也學到了寶貴的一課。

這種教訓是區區十萬日元（或十五萬日元）換不來的。實際上，世上的事情如果都肯用心思考，就能從中學到很多。

雪上加霜，肺結核復發

離婚後，經過四年多的打拚，我的雜誌終於順利步入正軌，前夫的公司卻倒閉了，而且因為精神官能症加上血壓上升而昏迷病倒、住進了醫院。和他在一起的那個女人，卻趁機席捲了值錢的東西溜之大吉，員工紛紛辭職離開，只剩下一屁股債等著他。

最後，只有作為孩子母親的我出面處理。

我好不容易一邊撫養孩子、一邊咬牙堅持工作，經濟上才總算有了一定的實力，但由於心態沒有調節好，苦悶鬱結在胸中，又碰上這種飛來橫禍，導致了肺結核病復發，醫生說：「兩個肺現在都不行了。」

這次雖然沒有出現破洞，但由於肺浸潤，從上至下都出現了陰影，還有細菌感染現象，按理說必須住院靜養，但那是不可能的事。我可是公司的頂梁柱，住院了如何是好？更別說前夫破產的善後工作還得由我來做，所以我沒有住院，只是在家療養，再次採用食療和其他方式治病，同時通過電話指揮工作。

照理說，這次的發病沒有上次嚴重，自然療法應該很快就會奏效，但因為心情原因，靜養多時總也好不了，再次印證了「心乃人之根本」的說法。四年前我退出原先的公司，成了不相干的路人，雖說情非得已，但還是給很多人增添了麻煩，留下了不好的種子。如今這些種子變成惡緣又轉回來了，而且以「父債子還」的形式報應在孩子們身上，無論如何必須徹底解決，而且不能交給別人來處理，所以我只能一邊和高燒、咳嗽戰鬥，一邊開始善後工作。

就在我拖著病體奔波操勞時，一位精通枇杷葉溫灸療法的醫生來看我，一邊講解一邊實地指導我使用他的秘方。這個方法不但非常有效，很快就讓我氣血暢通，還可以自己來。後來，除了醫生採用的溫灸治療，我還在胸、背的肝臟和腎臟部位都貼上枇杷葉，增加氧氣運行來獲得自然力。

這一來，除了面對繁瑣破產善後工作的勇氣，我還多了堅持到底的氣力，開始一點一滴地解決前夫留下來的爛攤子。另一方面，所謂「至誠可通天」，由於我一肩承擔，展現最大誠意，債權人紛紛做出或大或小的讓步，某些曾經接受過前夫關照、幫忙的債權人，甚至還完全免除了我們的債務。

儘管如此，從銀行等金融機構借來的錢還是無論如何都要償還，迫不得已之下，只好賣掉前夫位於中野的公司建築物來還債。

眼看我捉襟見肘地面對這個前夫留下的難題，一位女性律師朋友向我伸出了援手，第一句話就是：「你在法律上是沒有這些義務的，什麼都別管，讓那個女人去處理吧！」但事實是那個女人已經捲款潛逃，除了我再沒有人能料理這些事。一想到經由艱難困苦可以將惡緣轉化為良緣，我更覺得這不是談論法律責任的時候。勸不動我的律師朋友，最終還是於心不忍，主動幫我解決法律層面的問題，其他好友也有錢出錢、有力出力，花了半年左右，才總算一步步處理掉每一項債務。

這一切，就是所謂的「自助而後人助」吧！由此我又明白，自然的能量就是這樣通過人的行為來發揮作用的。

總算可以鬆一口氣後，我就又去醫院做了一次X光檢查。沒想到，病灶竟在這段極耗心力的時光裡完全消失了，肺結核宣告痊癒，完全印證了「人在進入忘我境界、心裡虛空的情況下，就能獲得上天幫助」的說法。在公司破產的善後過程中，因為我一心面對、別無他念，心中存在的惡感和不經意間造成的心理問題都雲消霧散，心體進入了忘我狀態，連接上天的管路變得暢通，神經活絡起來，疾病自然就好了。

先前我就知道，人體會生產一種叫「干擾素」的物質（非化學藥物），這是細胞中的一種醣蛋白，據說只要生成極少的一點即可治癒癌症。我相信，當我思想純淨（生死由命）、忘我投入工作（無論如何不能把問題留給孩子）的時候，這種干擾素就突然產生了，奇蹟般地治癒了我復發的結核病。

回想起來，就在我想通「雖然問題是因前夫而起，但自己也有責任，不能讓孩子們來償還我們大人孽債」的時候，渾身便充滿了力量，而且一直支撐我堅持到最後都沒消滅。當年得肺結核的時候，我冒著生命危險停止用藥，完全依靠糙米等天然食物的自然療法治癒了疾病，這一次，又讓我再一次通過體驗獲得了學習的機會。

自然輪迴之緣

壞事會接二連三，好事也會攜手偕來。

除了復發的結核病突然痊癒，就在為了償債正與人商談出售前夫公司建築物的關鍵時刻，我突然接到房東捎話，希望我能買下租用的《您與健康》出版社辦公室。這個辦公室位在二樓，很僻靜，但先前覺得太大了些，所以只租用了其中一半；房產所有者是一家大型建築公司，很想脫手，卻正巧遇上石油危機，花了一年半時間也沒找到買主，很是著急，甚至派出部長來找我，希望我能買下來，

「除了你，再沒人肯要這間房子了。」

事實上，一年前我們就曾議定要以我的住宅作擔保，通過全額貸款的方式買下這間辦公室，但因肺結核病復發，這件事就擱置了。屋址在成城車站前面，本就非常適合當雜誌社辦公室，現在因為房東急於脫手，價格比一年前便宜很多。可見，肺結核復發也不全是壞事，要不然，我怎麼能得到這麼好的機會？

另外，購買這間房子的時間點也非常不可思議，竟和出售中野的房屋同日同時完成——儘管去中野賣房的是我的一位朋友，而去成城買房的是我自己。後來我問那位朋友：「你們簽約的時間，是不是十二點十五分前後？」她嚇了一跳，說：「是啊，我看了錶才簽字的。」

也許別人會認為，這僅僅是巧合而已，但我覺得它是上天為我提供的一個良機，因為除了同日同時簽約，就連大樓的名稱也很相似：那邊的叫「中野Diamond Heights」，這邊的叫「成城Diamond Heights」，可見「丟掉的東西又都回來了」。這哪裡是負能量，完全是滿滿的正能量！

公司的辦公室不但變成自己的，面積還從原先的十五坪倍增到三十坪。而且，結核病復發時雜誌的發行量只有五千本，到了這時高達一萬五千本，整整成長了百分之兩百！

我本以為前夫的債務會再次讓自己一無所有，結果我失去的東西上天全都以一種巧妙的方式還給了我，甚至更多。四季是在大自然驅使下應時變換的，我們人類也隨著地球一起轉動、一再歷經春夏秋冬，輪迴過程中，我覺得「應該怎樣播種」是個非常關鍵的問題。

即使你什麼也沒巴望，只要「順其自然」，機緣就會隨著時間的推移輪迴到我們頭上。播種後的育根、發芽均非人力所為，而是自然之力作用的結果，我們只需努力播種即可；像竹筍那樣一夜之間冒芽並迅速長大，就不是人力所能做到的，唯自然有這樣的神奇法力。生活中一些突然發生的變故，也是因相關者之間存在必要的機緣所促成。

人世間「不合常理」的事情本就多不勝數。丈夫出走也帶走我們共創的公司時，我不但沒拿他一毛錢退職金、贍養費或要求均分公司資產，且自己借錢創業，更在前夫的公司破產之後，還自掏腰包三百萬日元幫他償債，表面上看，我是一直在吃虧，極不合理，但正是這種「不合理」培養了看不見的根，導致否極泰來。

通過這一段親身經歷，我才真正明白了惡緣絕不是物質能夠解決的問題，而是必須從心裡剷除，發自內心與它斷絕關係。

當我們感嘆世道艱難的時候，其實我們還是有成長餘地的，遺憾的是，當今社會問題層出不窮，人們忙於應對，往往連停下來感嘆的時間也沒有；即便如此，我們還是必須培養一顆能討上天歡心、獲得上天支持的心。

與其成天悶坐家中、牢騷滿腹，不如面對磨難、起而行動；與其懵懂活完淡而無味的平凡人生，不如來一場轟轟烈烈的人生之旅；實踐理想途中，疾病、不幸、災難……都是上天磨礪我們靈魂的手段，是善意和關懷的體現，幸福與成功就潛藏其中。

第9章 漸漸看到了以前看不見的東西

丈夫離家出走之後，我就一直很想知道為什麼會發生這樣的變故，但起先怎麼也想不明白。一直以來兩人齊心協力經營事業，又擁有那樣一個幸福的家庭，為什麼會突然分崩離析呢？

為什麼？為什麼？為什麼？因為一直找不到答案，心情始終煩躁不安，儘管得到了很多人的支持，雜誌也賣得越來越好，但我的心裡就是高興不起來。這個問題如果不解決，我的人生就是一筆糊塗賬，所以我必須努力找到突破口。

煩惱之中，因為一點小事，我結識了一位和我一樣飽受命運磨難的朋友，也由此和「四柱推命學」結緣。這位女士是常岡老師的朋友，丈夫好吃懶做，很少拿錢回家，而且經常和不三不四的女人鬼混，最後還把梅毒傳染給她，造成腿部殘疾。和這樣的丈夫住在同一個屋簷下，仇恨讓她的身心都扭曲了。

透過另一位朋友的介紹，她細讀了常岡老師的《中心》雜誌。某一期，雜誌裡有篇文章說，無論什麼事都是鍛鍊、培育心性的機緣，不協調、不平衡是無法獲得好機緣的根本原因；就連罹患疾病也是一種緣分，是上天為磨練我們的心性而發來的「書信」，怎樣閱讀至關重要。這篇文章讓她非常感動，油然生出希望得到鍛鍊的願望，於是決心通過閱讀常岡老師的著作來學習。

通過這樣的學習，她明白了一味譴責丈夫的行為是不對的，也因此開始了「四柱推命學」的學習。

好好活下去才是正道

「四柱推命」是從中國的自然觀中衍生出來的，據說和《易經》系出同源，推究的是大自然的運行和變化規律，讓她明白了「播種的是自己，收割的也是自己」，深刻領悟「唯有好好活下去才是正道」。

她說：「因為丈夫品行壞就拚命指責，但緣分召喚緣分，和那樣的人有緣，一路走來自己也會帶上這種緣分，要想改變惡緣，還是得從修正自己做起，利用惡緣好好學習。」這樣一來，原本恨得牙癢的丈夫就成了某種恩師。這位女士不但通過《中心》雜誌和「四柱推命學」拓寬視野、獲得了成長，更進一步幫助別人尋找正確健康的活法，教導人們如何修正人生之路。

如此一來，雖然身體仍然不方便，卻不再怨天尤人，心靈平靜、待人親切，最後連她的丈夫也開始明白自己的惡行，據說臨死前還向她懺悔並表達了感謝之意。

常岡老師在京都車站打電話的對象，那位一口氣捐獻六百萬日元的，就是這位女士。

這個故事打動了我，感覺是種善緣，就決定也試著學習「四柱推命」，瞭解一下自然和人類的關係，以及地球是如何運轉並會形成怎樣的機緣。無巧不巧，教她「四柱推命」的老師就在那時來到了我家附近。

儘管當時我忙得抽不開身，但在看到成城自治會於報紙上刊登的一則關於「四柱推命」學習會廣告（這個廣告僅發佈了一次）之後，我還是趕去參加了。

那是必須離家學習的活動，通過這次學習，我又多明白了一點自然與人的關係——不同的自然能量接受者，被賦予的性格各異，每個人的命運就由這些性格決定。早在三千年前，就有人透過統計應用到占卜和易卦上——某年某月會發生什麼事，要特別注意哪些問題。

學習過程中，我漸漸認識自己與生俱來的一些特質，明白這是造物主賦予我的。我的性格不但會在度過劫難後發生變化，性格中還有先祖遺傳的成分，就是所謂的血緣，如果不加注意、任其發展，我就會走上和先祖相似的人生道路。

名為「推命」，卻不是要我們聽天由命。舉例來說，多年前老師用「四柱推命」的方法推斷常岡老師的運勢時，就發現他的未來很糟糕，不僅短命而且一路坎坷，但老師卻靠自身的努力顛覆了這一切，通過修煉，讓自己的運勢發生逆轉。

大自然告誡我們，要通過努力和辛勞來磨練自己，而常岡老師正是走的這條路。但芸芸眾生總是趨吉避凶，只想躲過艱難困苦、尋找輕鬆的道路來走，盡信「推命」、依靠占卜師的說法選擇人生的路途，反而無法得到上天的眷顧。

所以，很多人總是把失敗歸咎於方向錯誤，其實並不是方向的問題，而是我們自己心術不正。即使朝著正確的方向前進，局面暫時有所改善，但如果心靈問題不解決，結果還會是一樣。

我認為，運勢不佳的人要有意識地修煉和培養自己，近乎「反其道而行」，這才是最好的占卜；因此，光是依靠占卜算命是得不到幸福的，必須透過真實人生的修煉，拋棄自己的任性毛病和心靈糟粕，否則就無法獲得上天賜予的行動力。

宇宙與人類的關係

在接觸「四柱推命」之前，我從未關注過先祖種種，只隱約知道五來家（夫家，音(Gorai)先祖都是天台宗信徒，其他就一無所知了；「先祖是根」的說法，更是聽都沒聽過。後來被曼荼羅開啟心門的我還去了比叡山，對密教進行一番探索和學習。

密教中，曼荼羅是象徵，宇宙真理都是通過佛的姿態來表現的。這些佛以大日如來為中心，分為胎藏界和金剛界，胎藏主內，金剛主外，共同構成心和體。自然通過陰陽進行調節，真理則通過圖像的方式表現出來，所以圖像中的佛形態各異，每尊佛的臉和手都不一樣。因為是心靈的外在表現，所以整個體系又如同蜘蛛所織的網一樣，井然有序，從中抽出來的「絲線」如能正常連接，那麼曼荼羅世界就會和大自然的運行一樣有條不紊，順利推進；但哪怕只有一根亂了，連接不上，也會毀掉整個體系。

當我們生活在「四柱推命」、《聖經》的真理、佛教的慈悲中，並有感於生命可貴的時候，曼荼羅就會顯現宇宙的真理，但人體又何嘗不是一個小宇宙呢？人體隨地球一起不停運轉，血液流淌不息。這種流淌運動是神經作用的結果，牽扯到六十兆個細胞。此處的「神經」也許就和人心一樣，是連接宇宙的「神之道」吧。也就是說，如果作為胎藏界的「心之曼荼羅」處於正常狀態下，就會導致作為金剛界的「體之曼荼羅」也處於正常狀態。因此，只要心之曼荼羅正常，體之曼荼羅就必然無恙。

於是，我也開始能理解《聖經》上所說十字架之「血」的分量和含義了。血就是生命，它和先祖相連，活在我的身體中，我越來越真切地感受到先祖並未逝去，已經變成血和遺傳基因，待在我的體內了。當然，這裡所說的「血」和所謂的含有白血球、紅血球的那個血液完全不同。

無論體內流著的是什麼樣的血，都不是我們的個人意志所能決定，既然是上天所賜，還是坦然接受的好。同樣是上天賜予，像我得到的就是身體殘疾，可當我清醒地認識到，解決先祖遺留的各種未解問題是我們這些活著的人的責任時，我就離宇宙真理更近了一步，生之道也越發明晰，順利連接到生命的本源。這不是通過大腦思考所能理解的，而必須張開不可見的「心眼」；更不是枝葉問題，而是對根的培育問題。

因為我們最需要淨化的是精神，所以即使吃天然食物、注重飲食，如果精神清潔跟不上，「心之曼荼羅」還是無法得到淨化（我曾經就被食物「綁架」，變得異常頑固）。人若心緒搖擺，則血液會呈酸性，神經也會像心緒一樣出現波動，導致「體之曼荼羅」的崩潰。因此，要讓曼荼羅井然有序，精神世界和肉體世界必須是有機統一的整體。

細胞缺乏活力，則人體不健康，而讓細胞充滿活力是神經的功能，神經又可寫成「神之經」，是和宇宙相連通的，也就是曼荼羅。由此可見，每根神經都是和宇宙緊密相連的。

更確切地說，我們不是靠自己活著的，而是上天讓我們活著。因為一切以精神為先，而非物質，所以僅僅拘泥於物質或食物當然治不好疾病，必須把根扎到更深的地方，才能徹底解決問題。著眼於暫時治病而非育心，結果只能回歸原來的狀態，無法獲得真正的健康。

生命和血脈的聯繫

在學習「四柱推命」和曼荼羅的過程中，我開始探索血脈和先祖的關係。

和大多數人一樣，我也常把「先祖」掛在嘴上，但其實並不清楚先祖和我的關聯。一次，有個從事墳墓和先祖研究的朋友跟我談到墳墓的重要性，他說：「墳墓就是先祖，墳墓修整不好，先祖就不得安寧。認為先祖已經死去是非常錯誤的觀念，他們就活在你的血脈之中，和你息息相關。所以認為自己只是一個人的想法也是不對的。」聽他這麼一說，我隱約想起我的《聖經》老師、已故手島郁郎先生確實也曾說過「骨乃先祖」的話，他也認為先祖很重要，每逢遇到困難就去先祖墓地禱告。

在此之前，我總認為家也分了，婚也離了，先祖的墳墓與我毫不相干。聽了朋友的這一番話之後，聯想到身邊還有「五來家的孩子」，於是先祖的墳墓問題就成了我的心病，讓我寢食難安，於是去找對祖墳有研究的老師商量。

看了我的家譜後，老師才發現一連三代都有人離婚，告訴我說，先祖是我們的根，就因為根沒扎好，才導致後輩人一而再、再而三地重蹈覆轍。看著我家的家譜時，老師問：「這個人應該是寡婦或是離了婚的，是不是？」我定睛一看，原來他指著的人就是我。「既然如此，這種血脈還會流傳到您兒子身上，所以您現在必須下定決心切斷它。這是一種自覺，僅僅修墓是不夠的，重要的是有感激先祖之心，並和他們續上關係。」老師說。

我們有著怎樣的先祖，他們都是如何生活的，通過家譜就可以瞭解。雖然搜集資料、製作家譜是一件很辛苦的事，卻是一條通達先祖的捷徑。從那以後，我開始了深入、細緻調查家譜的活動，以彌補因資料不足造成的關聯缺失。

花了許多力氣尋找相關線索後，發現其中的確有血脈傳承的蛛絲馬跡——我丈夫的前三代父祖輩不但都有人離婚，而且都是因為亂搞男女關係、在外面生了孩子造成的；但先祖們對此沒有覺悟，沒有遏止這個不良傳統，任其流傳下來，導致我的丈夫也走上了這條路。

據說夫家三代以前的先祖，是在敗光家產之後，破產離婚去了北海道的，後來我公公又從北海道去了庫頁島，所以前夫的幾個哥哥都出生在庫頁島，但也都在襁褓時期就先後死去了。我先生這一代的五來家，兄弟姊妹一共十三人，除了兩個外嫁他鄉的以外，其他大多早逝，從庫頁島返回的時候，七個死去孩子的牌位全都沒有帶上，從此成了遺留在庫頁島的無緣佛，這是本家的一位當家兄長說的。這就好比住在枯井之中一樣，因為氧氣不足，孩子總也養不大，原是人根枯萎的緣故。祖輩坐吃山空，敗壞了先祖之德，使惡德累積；孩子死於父母之前，這是逆緣，人根還未長成就枯萎了；就連丈夫的雙親，在我們結婚時也都已去世。我雖然不瞭解實情，但想像他們一定也是為了生活而竭盡了全力。後來聽說公公好酒，婆婆非常操勞，晚年皈依了基督。

生了十三個孩子，卻有那麼多一個接一個夭折而亡，想想被如此巨大悲傷碾壓著的母親的心，我的心裡也很不是滋味；公公想必也不好受，這才借酒消愁，試圖忘記過去。

所以，丈夫突然離家出走及各種無法理解事情的不斷出現，看來都是上天對我發出的「警告」——就像廢棄的古井中氧氣不足一樣，先祖以各種現實問題提醒我，要我注意丈夫的人根已經枯萎，更彷彿在要求我幫他們清除這種惡業。這是先祖通過家譜和生活，從相反的角度讓我明白的道理。

人一驕縱便會失去悲憫之心，就會在人際關係中留下糾紛和難題，心靈之根得不到成長，外在的表現就是家譜中記錄的年輕人早逝現象。以我當時的眼光來看，先祖們的生活經歷甚至比我還坎坷得多，讓我既為先祖難過，也懷念死於庫頁島的丈夫的哥哥們，所以，我和大兒子一起踏上了去庫頁島的尋根之旅。

在庫頁島，我們遇到一位持有一張舊日本統治時期地圖的人，據此找到了一百年前的先祖住址，還走訪了二戰前就居住在那裡、瞭解當時情況的韓國人，於是，以前所不知道的事情漸漸明朗了。感慨於這片大地上的先祖足跡，我流著淚在心裡默念：「我是來接您們回去的。」帶了一把先祖生活過的大地上的泥土，我們返回了東京。

由我這個離了婚的媳婦來做這樣的事，說起來很是不可思議，但想必先祖也樂見我這麼做吧。

根的狀況通過枝葉表現出來

回顧歷史，「先祖之罪」多不勝數：源賴朝為了自保，不惜殺掉以自己弟弟為首的親骨肉，以圖子孫繁盛，結果卻落了個自己下台死於非命，子女盡數被誅、血債血償的下場；為了兒子秀賴，豐臣秀吉向自己的至親舉起屠刀，並借助權勢和武力逼迫諸侯按血印以示擁護，還在大阪城囤積了大量的金銀財寶，但權勢和錢財並沒能拯救秀賴，最終在大阪城的沖天烈焰中自殺身亡……。

由此可見，物質也好、權勢也好，都不能確保永遠，而高野山、比叡山因為有傳播重要思想的大德之人居住，儘管山道崎嶇難行，人們還是不辭勞苦慕名而來，使得這些地方成為大山裡的都城。高野山的開創者弘法大師（空海）和比叡山的始祖傳教大師（最澄）都已經逝去一千多年了，卻依然活在無數人的心中，為探究他們的思想而絡繹於途。這兩位高僧絕沒有留下什麼身外之物，僅僅是思想而已，但物質會消失，精神卻經久不滅。

有如自己的心路歷程般，當那段歷史和充滿了悔恨的生活從家譜中浮現出來的時候，我彷彿聽到那家譜發出的嘶喊——這是很不幸的事實，請一定弄清楚，拜託了！接連遭遇的災難和不幸，原來都是從祖輩那裡流傳下來的，而我卻從未想到，正是因為有那樣的先祖，自己才有現在的因果關係，以至於忘記了感謝先祖的提醒。災難和不幸等現象是通知我危險的信號，根的狀況會通過枝葉表現出來，通過家譜，上天向我發出了「育根」的善意訊息。我這才恍然大悟：「原來我的家庭就是一口枯井啊！」我自己怎麼吃苦都行，就是不能再讓孩子受罪，不然就對不起上天和祖宗。「我要向祖宗道歉，虔誠地為他們修墓。」我不但這麼對孩子說，還要他們和我一起行動。

祖墳研究專家說：「從修墳開始到命運真正改善，中間還有很多事要做，比如沖刷從先祖流傳下來不良品性的污垢。只要理解這一切並勇於擔當，堅守信念，努力養心，根就一定能獲得健康成長。」為了逃避債務，先祖連夜從北海道搬到了庫頁島，如今丈夫也繼承了這個家族傳統，栽在女人手裡，接下來，便是我的兒子了。所以，通過積德來洗刷先祖遺留的無德品性，就成了我的任務和責任。先祖的願望已在現實生活中顯現出來，我的職責無非就是把不好的變好，把好的變得更好。事實上，交通事故和承接債務，不但讓我們獲得了成長，更是一種淨化，讓我一個接一個清除了自己身上的不良毛病。

自然力一旦發揮作用，即使是醫藥不能解決，積留在細胞深處、讓人束手無策的問題也會顯露出來。心靈世界的「治療」也一樣，不好的東西總會現身。通過親身經歷，我明白了這個似異實同的道理。

我向先祖報告自己的想法——自從嫁到五來家，從未向您表示過感謝，對此我真心道歉，請允許我為您們修墓！

為了修墓，我四處調查並千辛萬苦繪成了家譜圖，於我而言不啻是一場心靈之旅。當我仔細觀看家譜圖的時候，總能感受到先祖的心聲：快點醒悟吧，這樣下去我們家族就完了！這種時候，我總對自己此前漠不關心的態度深悔不已。早逝的丈夫的兄弟姊妹們一定也想活得更長久一些吧，但寒冷的庫頁島讓他們備嘗艱辛，人際關係的糾紛又令他們苦不堪言，最終只留下了各自的遺憾便撒手人寰了。

新約《聖經》開始部分的〈馬太福音〉，就是先從家譜開始敘述的。起初我不知道為什麼要囉哩囉嗦地寫這些東西，所以就直接跳過不讀。當我意外地認識到它的重要性之後，想到我的家譜調查之旅還和《聖經》有關，就回頭認真細讀了這部分內容。

耶穌基督的家譜顯示，祂的先祖成員中出過妓女，還有小妾，所以血脈是不乾淨的。之所以介紹他的污穢血脈關係，正是要嚴肅告訴人們，即使這樣骯髒的血脈也是可以淨化的，而最好的淨化劑就是愛。這種淨化開始於真正的「自覺」。《聖經》說：「找吧，只要尋找，總能找到！求吧，只要追求，必有收穫！」

身體是小宇宙　心(根)與身體(枝)的連接

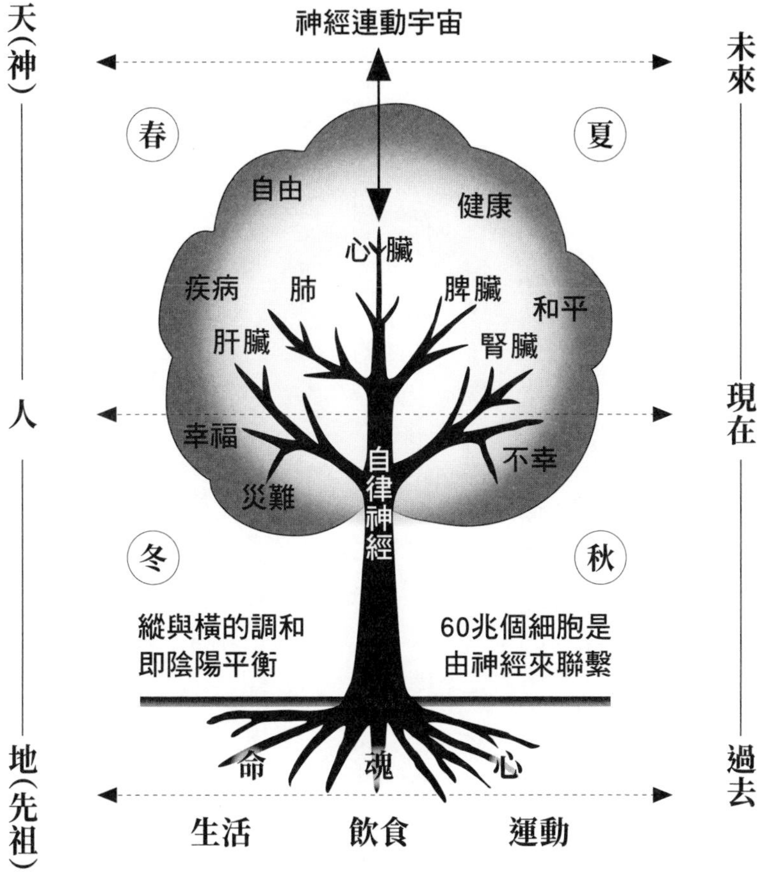

根與幹的關係就像心與神經，切斷其聯繫會播下不幸的種子，從而表現在枝葉上；反之則會帶來幸福與健康。

心與神經相通，驅動六十兆個細胞工作，是人體運作的根源。安定的心可自如地調動神經工作，讓宇宙能量注入體內。

所謂信仰，就是學習生活之道

科學教育主要以可見的物質世界為研究物件，然而，即使理論能武裝頭腦，但看不見的心靈還是無法獲得成長。人類創造的物質文明也只能讓我們生活更方便，提升不了精神文明。有時候，有些原本應該教人如何過上幸福生活的宗教，可惜根卻枯萎了，反而成為紛爭之源。

舉個某大公司優秀員工的例子：這位男士出生於佛教家庭，卻和一位信基督教的女性結了婚。他的母親非常重視禮敬先祖，希望媳婦也能繼承自家的傳統，但媳婦說：「信仰是自由的。現在已經不是那種封建家族制度統治一切的時代了，不合理的舊思想，恕難從命！」導致婆媳之間的嚴重對立。

孩子出生後，教育和成長問題更加重了婆媳之爭。媳婦堅持讓孩子上基督教學校，婆婆則以孩子是長子、教育方面必須繼承先祖的遺志為由，寸步不讓；媳婦說，面對婆婆不可理喻的逼迫，她必須反抗到底，因為這是信仰問題。兩人的嫌隙不斷加深，讓身兼兒子與丈夫的他動輒得咎、左右為難，在公司忙碌一天、疲憊不堪地回到家的他，本應有個可以安靜休息的地方，但等待他的卻是時刻醞釀著的暴風驟雨，毫無安寧祥和可言。終於，心力交瘁的結果是愛的消失，原本應該讓人變得幸福的宗教，卻因信仰差異而導致家庭分裂的危機。

春夏秋冬，地球運轉得有條不紊，也因為有寒冬，所以春天的到來才更讓人欣喜，這就是愛就是真理。所謂信仰，除了學習生活之道，更在於學習充滿了整個宇宙的愛和真理，而非一味跟隨宗教的教義。如果有人說，只有他信仰的宗教才是真正的宗教，其他都是「異端」，無疑是在用宗教作繭自縛。

自然力和大自然中的真理是無形且沒有任何限制的。種子在泥土中孕育，時機成熟便破殼發芽。所謂成長，就是破殼而出，進入自由的世界，是大自然賦予的本能，而不是作繭自縛。信仰是自由的，但自由的背後有責任，必須開拓深埋在泥土中、不可見的根的世界。

因為信仰某個宗教而為其所禁錮，就成了它的奴隸，會失去自主的判斷力。輕信別人的話，傾聽乖違真理的宣傳，都會使我們的身心遭受束縛，那不是信仰的自由，而是宗教的奴隸。

哥白尼宣導「地動」學說，伽利略也認為地球是轉動的，都遭到了當時信奉「天動說」的天主教會的打壓。然而天動學說最終還是消亡，因為它違反了真理。

由於宗教不同，一些國家彼此敵對甚至開戰，但沒有一種宗教是陷人類於不幸的，導致不幸的原因都是人們忘記了自知之明、反省或對內心的重建，以至於為現象所迷，忘卻了對人根的培育。

當我們看不到自己的不良狀態，只是自我感覺良好的時候，就會一味苛責別人，導致可嘆甚至可怕的後果。無論何種宗教，如果違反自然真理就必然滅亡，因為「天地自然真理乃神佛之心」。

耶穌為統治者所害，佛陀捨家求道。把耶穌釘上十字架的統治者早就滅亡了，而耶穌至今仍活在全世界基督徒的心中；捨棄名分、地位的佛陀，也為人類世界留下了精神遺產，這種精神給眾生帶來了無盡的光明和希望，也必將永遠存留下去。

桃李不言，下自成蹊

雨水滋潤大地，流淌過程中，會蒸發成水蒸氣回到天上，然後再次變成甘霖降臨人間。

「桃李不言，下自成蹊」，意思是說，當樹上開出美麗的花、飄散出優雅的香氣、結出成熟果實的時候，追求的人們便會自然紛至沓來，以至於樹下被踩踏出一條路徑。即使不宣傳，真理（愛）所在的地方也總能聚集魅力，而如果僅僅為追求利益，被細枝末節的問題所困，就會失去對他人的關懷和愛。所以，也有人說宗教是鴉片。

為了學習真理，我從小就愛讀《聖經》，並因此受益良多，但因為我家世代信佛，每天都要感謝佛祖感謝先人，所以我對佛教也有所涉獵。但昭示真理的大自然中是沒有宗教派別的，也沒有任何形式約束。我就是通過學習這樣的真理，從當初的一無所有白手起家，如今我主持的健康運動已經在全國展開，這不是人力所能做到的，恰是自然之力的有力證明。在此過程中，我見識了《聖經》及佛典所展示的無限的愛和慈悲。

當我把這些領悟講給那個大公司員工的夫人聽之後，她淚流滿面地回到家，真誠地向婆婆道了歉。於是風吹雲散，寧靜生活的光風霽月又回到了這個家庭。

有段時間，因為囿於基督教義的條條框框，我也和她一樣反對拜佛，並把佛教當成異教，拒絕接受教義，不參拜異教徒的墳墓，甚至連先祖與先祖的墓也棄之不顧。這個故事正好暗合了我的過去，讓我心痛不已。

我家代代都有離婚的傳統，如今丈夫也繼承了這個血脈。如果我能早一點意識到這個問題，就不會發生這種不幸的事情，真是慚愧！

第10章 惡緣轉化為良緣

我一邊懺悔自己的過失，一邊虔誠地給先祖修了新墓。先祖的新墓是按照祖墳研究專家的指示，面朝東南修建的。新墓修好時，我站在墓前深深懺悔並祈求冥福。正不忍離去之時，突然感到我和先祖的血脈打通了，一股親切感油然而生。

在此之前，我認為正是由於有毫無價值的先祖，我們家才不斷出問題，所以從沒想過要感謝先祖。實際上，無論什麼困難都能促進我們成長，疾病、不幸抑或災難，無不如此，如果先祖遺留給我們未能解決的問題，那麼我們可以通過解決這個問題來獲得成長。我的責任正是解決先祖遺留問題，開創一個良好的局面，並將它留給子孫。

有了這個覺悟後，果然各個方面都開始向好的方向轉變了。

父母就是活著的先祖

我從小腿不好，因為還是孩子，責任當然不在自己，但總覺得有祖上的什麼東西遺傳下來，成了我受傷的原因。一般人過了六十歲，骨頭就老化變脆，所以曾有一位熱心的醫生斷言，我五十歲之後就得依靠輪椅生活；然而，隨著我一點一滴地解決遺留問題，骨頭也得到了改善，原本彎曲的背骨變得筆直，七十幾歲時還能拖著一雙孱弱的殘腿在全國各地跑來跑去，連醫生都感到不可思議。

這雙腿帶著我學習食療、自然療法和努力工作，堪稱我了不起的恩師，但也因為腿疾，我小時候沒法感激母親，因為她教導我面對殘疾的方式太嚴厲，讓我很討厭。儘管如此，在我帶著孩子經受生活磨難的時候，最掛念的卻還是母親。

人在迷失方向的時候，不妨經歷一番苦難，因為只有這樣，才能意識到對父母無感激之情是不正常的——父母就是活著的先祖，不能感激父母，當然也就不能感激故去的先祖。但在此之前，我雖然也想到過這個問題，卻無法做到真正從心裡感激他們。

後來讀了《聖經》我才意識到這個問題，並有了悔過之心，於是開始經常給母親零用錢，送一些她喜歡的禮物，逗她開心。但這也還只是形式上的孝順，不是出自內心的感恩，要到學習了《聖經》、「四柱推命」及祖墳的相關理論之後，我才漸漸明白，問題解決不了的根本原因是在自己身上。後來，我讀到了一本叫《不變之物》的書，作者是武田法得（Takeda Hotoku）。這本書闡述了具體的育根方法和先祖的重要性，更讓我如芒刺在背、寢食難安。

某一天，突然有人指著我的鼻子大聲叱喝——你這個不孝之女……我渾身大汗地醒過來，原來是一場夢。雖然是夢，但一定是心裡所想和現實有明顯區別，才挨了神靈叱喝的吧？我這麼想的同時，也深切感受到問題所在，於是跪坐在被子上，向上天和先祖懺悔。

當我知曉人根才是問題所在之後，好事開始接踵而至。首先是正骨大夫的出現，他曾來我的料理教室聽過課，擅長一種獨特的推拿正骨技術。在他一週一次，一次八小時的治療下，僅僅一年時間，本來彎曲得很厲害的背骨就變得筆直。雖然那位大夫和我只有一年的緣分，第二年便去世了，可就在他去世那天，我又認識了另一位醫術精湛的正骨大夫，似乎有一隻無形的手在操縱安排，而我相信，那正是上天的幫助和先祖的護佑，於是開始發自內心地向上天和先祖表達自己的感激之情。

不只是我，連前夫的狀況都有所好轉。

丈夫不僅要承擔破產的責任，還要背負先祖通過血脈遺傳給他的重荷——父母均死於中風，由此可知兩代人血壓一定都很高。破產之後，他就因病住進了醫院，後來一直出院入院反覆循環，但在我才幫先祖修墓後三天，他的病居然就完全好了，血壓正常，精神官能症消失，順利出院。醫生也說，無論從哪個角度來看，治療效果都很讓人嘖嘖稱奇。

身體狀況好轉之後，丈夫待在醫院觀察治療一個多月（已經可以自由出入），出院後就去了佛教協會做事。在此之前，他的工作頗多坎坷，幾乎沒有順心過，如今因為從事的是和佛教有關的慈善工作，心態變得平穩了；再加上佛教聖域環境絕佳，身處其中不會產生急躁情緒，有利於他的身體恢復，還能讓心靈獲得成長。

臨死時的姿態

那段時間裡，幫我處理丈夫公司破產事務的那位朋友充當了我們之間的信使，一五一十地告訴我丈夫的情況，並且在他去世前一年的生日那天，還邀請他一起吃了一頓飯。席間，她把事情的經過都跟丈夫說了，還談了家譜圖、先祖的墓，以及孩子們和我的事業，要他好好調節自己的身心，並且答應一有機會就讓他回成城老家接受孩子的祝福。據說丈夫聽了她的話又驚又喜，說一定好好保養自己的身體，之後才告別離去。

讓人遺憾的是，五十八歲那年的八月，他就因中風突然離世了，那時他並不知道，他的兩個兒子正在計劃怎麼幫父親慶祝六十大壽。

去世之前，他離開了自己寄住的那座安靜寺廟，因為他夢想再實現一次自己一直從事的健康運動。儘管他已經做了一些準備，但那時很難找到機會，不過據說原廚師協會的會長曾去看過他，表示廚師協會願意出面支持，和他一起開展健康運動。

另外，聽說在日本全國各地開辦家庭教育諮詢機構的單位也願意贊助。家庭教育諮詢機構認為人每天的生活非常重要，而「製作健康食品大家一起吃」這種關注生活品質的態度是最好的方法，所以提出了開辦料理教室的想法。丈夫正好擁有這方面的技術，且精通手工烹飪和食品保鮮，因此決心走出寺廟、大展長才。

另外，當過校長的佛教交流協會事務長也想幫忙，但他的寺廟在熱海，丈夫只好帶著教育諮詢所所長趕往位於熱海的寺廟。到達熱海時，正值中午時分，他們進了一家蕎麥麵館吃飯，喝了一點啤酒，但才剛開始吃麵，丈夫就突然猛喊頭痛，接著就昏迷栽倒了。

那時正是他因有機會實現理想而感到最高興的時候，也就是說，他是帶著滿腔喜悅倒下的，所以雖然我不在現場，但去靈前守夜的時候，看到的丈夫面容十分安詳。說起來很不可思議，之前從未去過熱海的大兒子，出事時卻正好因為工作來到熱海附近，因而得以及時趕到、幫父親送終。

更值得慶幸的是，兩個兒子都因為有這樣的父親而變得堅強，在磨難中學會了如何生活。雖然孩子們的心靈還是遭受了打擊，而且是在分別十年之後、父親亡故時才見了一面，但能看到那張充滿了希望的、平靜的臉，悲傷之中也還是感到了些許安慰。

先生在世五十八年，其間發生過各種各樣的事情，曾失敗，也曾被喜怒哀樂的情緒左右，在塵世波濤中沉浮。人的最後一刻就是給自己一生畫上的句號，因此，臨死時的姿態如何是一個很嚴肅的問題。我相信，由於血緣的力量，父輩含笑而逝的臨終表現，會被孩子們很好地繼承。

丈夫去世後，一次我家老二和姨媽們一起去掃墓時，就說起過去和父親一起在沖繩海裡游泳的事。他說，沖繩的海水非常乾淨，父親經常帶他去游泳，而且總是揹著他游。

丈夫從小在海邊長大，游泳最拿手，所以能揹著兒子游，兒子因此非常高興，還能始終感受到父親的體溫。老二還說了爸爸開車帶他兜風，一起出去吃飯、打棒球和野營，以及被父親責罵、打屁股，然後道歉等等的事，簡直一開口就停不下來——在那一天之前，他絕口不提父親的事。

死亡是一種淨化，只留下了美好的、真實的一面，讓我又一次見識了偉大自然的善意和愛。

修墓時，墓地專家對兩兄弟說的那番話，對我的觸動也很大：「雖然你們的父親是老么，但好幾個哥哥都不在了，也不能例外地要和大家一起挑起先祖留下的重擔，所以你們不能恨他，應該為他祈禱才對。」當我從這段話中意識到「無論是我、孩子抑或丈夫，都要背負先祖遺留的重荷、在苦難中磨礪成長」的時候，一切前嫌就此冰釋。

彷彿謎語一下被解開

因為血緣會一直延續下去，所以，解決不了的問題也會延續。

歷史告訴我們，在遇到這種情況時，後人只有承擔起來，我家也是如此，而能夠解決這些問題的唯有自然之力。斬斷惡緣的不是物質，只能是人心，當我們的心靈覺悟，神經通道清理乾淨的時候，上天就會來幫忙。這種覺悟，就好似毛蟲蛻變成美麗的蝴蝶，是一個新靈魂的橫空出世。

因為家譜和修墓的原因，我認識到人的血管裡都會流淌著先祖的血脈，一直以來不明白的問題也終於有了頭緒。

從小祖母和母親就常常教育我們「人在做，天在看」，當我和這個「天」（生命之源）聯繫上之後，我的心就變得平靜了。「天」不是太陽，太陽也好、地球也好，都只是眾多星球中的一顆而已。天道是指擁有能孕育這些物體的偉大能量的生命之源，一代代養育著宇宙萬物（關於這個問題，請參照我的另一本書《感恩天道》）。

天道以基督的形象出現，是作為生命之源的血脈積極發揮作用之後，人類真正獲得基督的生命力，才變得生氣勃勃的——我開始隱約明白了一點。但修墓之事就好像一顆炸彈爆炸，令人震撼。之前心裡結著疙瘩、不明就裡的事情，當下突然豁然開朗了，彷彿謎語一下被解開了一樣。聯想到墓地專家所說的「不要恨你們父親」的話，我明白了原來那就是愛。現實生活中出現的種種問題，不是通過大腦、而是通過心靈去理解的。

而且，孩子們在此之前雖從未表示過要去看父親，但如今他們卻一直在說「快要去見爸爸了吧」，連我也說：「是啊，還是去一趟比較好！」我們甚至都做好了一家人團圓的準備，但他還是先走了一步。

丈夫離家出走的那十一年之間，我一天也沒忘記為他祈禱。即使並不明白他為什麼要那樣做，我始終身處極度痛苦之中，也還是每天為他祈福。

丈夫不可思議的遺物

丈夫去世的時候，我正在奧多摩的御岳山主持一個夏季研修會活動，參加者有兩百多人，來自全國各地；那時丈夫正準備再創新事業，是最高興的時候。我就想，今後我們的境況將逐漸改善，又能像過去那樣認真工作，或許還能回成城老家吧。但在會議剛開始的第一天晚上，我就接到了丈夫昏迷的電話。

因為研修會也安排了常岡老師的演講，所以他當時也在研修會駐地，見面時，我對他說，先前參加學習《聖經》夏令營（丈夫去世前一週），我在妙高山祈禱時聽見發自靈魂深處的聲音：「我把長利（丈夫的名字）帶走了，今後你來作主！」

雖然常岡老師並非那種直截了當評論事物的人，但當時卻明確說道：「你的丈夫即將死去，要做好心理準備。神靈接受一個人，並不是從肉體世界來接受，而是從精神世界。所以他將死去。」我聽了大吃一驚，悲傷頓時溢滿了心胸。

六個小時後，我果然接到了丈夫去世的電話，正因為有常岡老師幫我處理後續工作，才得以離開去參加丈夫的葬禮。

不可思議的是，他是在熱海車站前的一家麵館昏倒的，卻死在了自己準備拜訪的那座寺廟前面一家外科醫院裡，所以消息很快傳進了寺廟。因為這個緣故，丈夫的葬禮採用了佛教儀式，那座寺廟替我們包辦了一切。因為前來拜訪的人死在了被拜訪者眼前，住持說：「我做和尚至今，給各種各樣的死者超度過亡靈，但還從沒見過今天這樣讓人驚訝的事。」

儘管熱海車站附近有三所急救醫院，他卻正巧被送去離那座寺廟最近的醫院，而且是一家外科醫院而非急救醫院。丈夫口袋裡的筆記本上寫有附近寺廟的電話號碼，於是和寺廟住持很熟的院長就聯繫了他。

這還不算，還有更加不可思議的事情。

其實，一個多月前丈夫就拜訪過這座寺廟，還曾參加了一場活動，當時說他還要再來，就留下一個紙包回去了。紙包一直保存在廟裡，沒人知道裡面是什麼。直到他去世，住持才打開看了一下，發現裡面是餘額八十萬日元的存摺和丈夫自己寫的書。住持更驚訝了，對我說：「我想這是他預存在我這裡的葬儀費啊！這絕不僅僅是一個緣分問題。您什麼都不要說了，請允許我們寺廟給他辦理守靈和密葬（只有近親、密友出席的葬儀）事宜吧！」

於是，我們便借住在寬敞的寺廟正殿裡，為丈夫守靈。因為想到再也不能為他做點什麼了，所以就通知殯儀館，一切都使用最好的材料，靈堂上也擺滿了鮮花，卻沒有他的照片可以供人追思。丈夫是在旅行途中去世的，口袋裡只有一本駕照，駕照上的照片品質欠佳，根本不能用，但是，正在大家打算不用照片舉行儀式的時候，我突然想起了他寫的書——書上一般都印有作者的照片不是嗎？

於是開始翻書查找，結果真就發現了一張，而且質感還不錯。最終，它就成了靈堂和葬禮上使用的照片。

凡此種種，我認為丈夫的去世是上帝召他歸天的，因為準備工作如此順利，絕非人力所能達到——也許是他自己感覺到了歸天日近，提前做了準備吧。後來我去他家處理善後時，也辦得非常順利，幾乎沒怎麼費勁，彷彿一切早已安排妥當似的。

要知道，這種事身為前妻的我不能完全自主行動，倘若完全自主，反而會引來麻煩。畢竟在法律上我們已經離婚，我自然不能在丈夫的親屬面前胡亂指揮，事務處理上也必須保持低姿態，但實際上，如果沒有我，很多事情又解決不了，所以，我還是過問了一下關鍵的程序問題，參加守靈，其他事務就交代孩子們和好友幫忙處理。第二天一早我就趕回御岳山，一邊在山上主持研修會，一邊通過電話指揮丈夫的治喪事宜。由於刺激過度、吃不下飯，走路都有些不穩，一次下山途中就一頭栽倒，幸好栽倒的地方並無任何障礙物。

葬禮的意義不僅在逝者

丈夫遺體密葬之後，骨灰被孩子們抱回了成城老家。雖然我們都很悲痛，但如果說這是上天的有意安排的話，那麼應該算是最實在、最妥善的回歸方式了。

我從山裡回來的第二天，就為丈夫舉行了葬禮，儀式非常隆重。因為丈夫離開工作崗位已有很長時間，一開始我以為不會有很多人來參加，但沒想到雖值炎炎盛夏，還是來了很多人，一些老朋友意外地出現，還有好些故舊真心誠意來參加祭奠，以前我們在神田開設小教室時的學生們也成群前來，他們的真心讓孩子感動得熱淚盈眶，覺得父親在世時雖然很失敗，但還是在社會上留下了很高的人望。

丈夫的葬禮拯救了我，也拯救了我的兩個孩子。我深切認識到葬禮的意義不僅在逝者，也會對子孫後代產生重要影響，至少孩子們這輩子不可能忘記，這就是一個非常好的、觀察看不見世界的學習機會。丈夫為孩子們留下了一筆重要的精神遺產，即使事出突然，讓我心亂如麻，腳就像踩在雲朵上一樣，感覺很不踏實，但死亡並不是結束，而是新的開始，它教給了我很多東西，包括應該給我們的下一代留下點什麼，告訴他們點什麼。

後來我才知道，在我去御岳山不在期間，我的一位好友曾替我向丈夫家的親戚講述了我們夫妻分離的來龍去脈，藉此說明在很多事情上我是被誤解的；不僅如此，那位朋友還公開了離婚後我為丈夫所做的一切，包括丈夫破產的善後處理，以及誠懇地為祖宗修墓等，對方聽了才開始理解我，幾乎是哭著說：「真是難得啊！通過這麼隆重的葬禮，我徹底明白了，對不起！」誤解消除之後，我們的親戚關係得以恢復。

我想，我的感恩祖先之心是和宇宙能量相通的，所以自然之力才會啟動、並驅使他人來回應我。由此我悟出一個道理，那就是無論發生什麼事都不要急著辯解，而應該先淨化、提升自己的品性（包括從先祖那裡繼承來的東西）。雖然因為在很多事情上沒有得到我的理解和支持，丈夫選擇了離婚，但他還是一個人背負重荷、將惡緣轉化成了良緣，並將人生的「接力棒」交到為他送終的長子手裡，才離開了人世。

我們的生命來自於大自然，當自然讓我們見識了它的偉大力量之後，即使看不見，我們也會感動。丈夫死後，良緣開始陸續輪迴，讓我們大獲助益，他的死不是結束，而是開始。

《聖經》教導我們，怨恨將代代相傳，所以基督用愛沖刷怨恨、淨化血脈，讓受苦受難的人升入天國。如今，基督已經逝去數千年了，但全世界仰慕他的靈魂還在不斷湧現。最能夠永遠不滅、持續流傳的，就是愛。《聖經》宣揚的最重要觀點有三個，那就是信仰、希望和愛，其中最偉大的是愛。這些觀點是生命，是真理，所以工作時我的心裡總有一種沉甸甸的莊重感。

至於如何才能不在生活中留下怨恨，我不只向《聖經》、佛典學習，也向米勒老師、手島老師和常岡老師學習，同時通過不斷出現的苦惱、艱難和工作來學習。

在各種因緣下不斷拓展規模

工作本身也是有利於成長的方式，自從丈夫離家出走之後，如何解決好這個問題，就像一塊沉重的石頭壓在我的心上。因為一直找不到答案，所以我不惜散盡資財、揮灑汗水，竭盡全力和熱情地工作。

隨著健康運動的推廣，沒有編輯室的話，業務就很難開展，還好，除了買下原來租用的辦公室（包括原先沒有租用的另外半間），我們還適時買下了緊鄰公司前方的那間公寓，也就是現在的「曙寮」——來此學習之各地人士的宿舍。當時，我內心深處的考量還包括了「哪天丈夫浪子回頭時，可用來作為工作場所之用」。後來又有人推薦公司前面那家業已倒閉的咖啡店，雖然我當時並無收購意願，但考慮到這也是緣分，也許是上天的意思吧，於是借錢買下了那家店面。

這方面，還有一件上天賜緣的事得說一說。

當我才剛跟隨常岡老師，正從頭開始學習如何開展事業的時候，一位開朗爽快的營養師——健康料理老師——闖進了我的生活，而那時因遭受丈夫離家出走的打擊，我已經無心再從事料理事業了，更完全沒有開辦料理教室的想法。有了這個機緣，我想或許是上天要我這麼做，必須珍惜這個緣分，這才開始行動。我們的料理教室師法自然，學生可以當面和老師一起學習，開業之後，很多人慕名而來，教室每天都座無虛席。

生活塾「曙寮」也是因為當時我們的一個鄰居突然搬離，勸說我收購下來。我想，如果這個緣分的到來也是自然力作用的結果，那麼自然力就會對我負責，只愁銀行不肯借我那麼多錢。沒想到過程居然十分順利，沒多久便通過全額貸款買下了這家曙寮。這個緣分來自於上天，但上天究竟要我買下來做什麼呢？我細想之後立刻明白了——原來我們還缺少一處外地學員生活、住宿和學習的場所，於是買下之後就開闢為學員宿舍。學員也都十分滿意，前後總共使用了十年，後來才改建成學員的集會場地，也就是現在的「曙寮」。

一度很寬敞的辦公室，後來也變得擁擠了，桌子全都靠在一起，接待室更被移到了角落，卻還得開展個人營養諮詢業務，所以很頭痛。那時我們辦公室隔壁的一家小料理店經營狀況似乎不太好，就在我尋思「不知那裡會不會空出」時，他們竟也上門來請求收購，時間上和曙寮是前後關係。說起來很是不可思議——我們正需要空間時，鄰居就接二連三地搬出了。

我再次以全額貸款收購了這家料理店，於是一下子背上了沉重的債務，但我覺得，成長時肩負重壓未必是壞事。至此，「您與健康」出版社擁有了這棟大樓二層六間的全部房產。「金錢財物不是目的，心性成長才是目的」——人生導師通過特訓，讓我身體力行去學習它，並落實到內心裡。即使真的經濟困難，也得先做上天樂見的事。

這一連串的擴張，也讓我見識了自然之力作用的非凡之處。

創業之初，我不僅一無所有，甚至還有三十萬日元的借債。現在，即便我也還在通過背負債務來砥礪自己成長，但我很高興自己變得強大，並總能抖擻精神投身工作，只要上天樂見這種狀況，我所不可見的「根」就會獲得成長，並能讓枝葉跟著繁茂起來。最健康的狀態，就是順應自然潮流、不做守財奴，以「時間就是金錢」的緊迫感，抓緊機會並奮鬥到底，以清晰的思維讓自己的人生煥發光彩。

「無論好事還是壞事都是有益的，都能促進我們成長」，大自然如是說。如果事情的發展不盡如人意，再怎麼怪罪父母、先祖、他人，甚至政治、社會或教育，也不能為我們帶來安寧。好事也好，壞事也好，都是我的恩師，都能幫助我成長，困苦、迷茫、艱難……全都是促使我學會堅強的道場，即使離婚，也是先祖交給我的任務。

如果因為離婚了，就認為丈夫的事再也和自己無關，那我恐怕就無緣認識如此精彩的世界，也不能教給孩子們那麼多經驗和教訓了。

死亡不是結束，而是開始

我認為，兩個人結婚是血緣（非血液）與血緣交融形成的一個整體，非僅感情的結合，更是生命根源的能量結合。我們所繼承的不是金錢財產，而是血脈。

丈夫的精子要與妻子的卵子結合，而無論精子抑或卵子，又都是由男女雙方各自祖先延續下來的血脈凝結而成。如果僅僅是感情結合，一旦互相嫌棄、各奔東西之後，一切關係可能就徹底斷了，但事實並非如此，因為血脈還是會向下一代延續，男女雙方的責任都很重大。過去日本女性即使經受再大的痛苦，也都能堅此百忍地活下去，想來就是因為具有這種精神之根的結果。

精神之根要好好培養，並傳遞給下一代。為了培育日本民眾的根性，弘法大師和日蓮上人不惜一步一腳印地走遍全國，在此過程中，他們自己的精神也得到了磨練。所以我也要在全國範圍內開展自己的演講活動，爭取讓更多的人學習並吸收自然能量，從而獲得成長。這就是我心目中的健康運動，我想要傳揚到天涯海角的根育之道。

我知道，我並不能憑藉自己的能量活在這個世界上，而是先祖努力培養的「根」（即使並非全是善根）讓我得以生存的，當然其中包括上天的護佑。所以，我的生命是天地（天是神靈、地為先祖）共同作用的結果，不是一種自主生存，而是活在客觀條件下。這個結論並不是想像出來的，也不是我自創的，而是人人都可以通過身體感受得出的。只要我們培育自己的心性，努力做好每件事，自然能從上天那裡得到所有的回報。

有一天，我突然記起先前為人作保，那人卻遺下一億日元債務的事。欠錢不還的既不是我，所以總不覺得自己有還錢的義務，但是，那天我卻彷彿聽見先祖在說：「當初我們也曾因為破產而逃往北海道，但那是不對的，現在的你不該步上後塵，請為我們家下代人的幸福打下基礎，拜託了！」於是，我決心把財產全部用來償還債務，即使不夠，不惜借錢來還，並到先祖墓前表達了我的決心。想不到，一開始還債，不可思議的事情就發生了——不斷有來自各地的匯款入帳。

概括起來說，除了我和丈夫的著作忽然再版的收入，有些人說是生病時得到過我的幫助，現在表示感謝來了；接著是過去幫助過的人意外還錢（本來就沒當成借錢、不指望歸還）；還有自己出版的書籍成批售出所得。總而言之，幾乎每一筆入帳都不在預料之中，更奇特的是，只差一點錢就能還清所有債務的那一天，剛好又收到了一封三十二萬日元的匯款掛號信，於是，當天就把所有的債務還清了。那段時間因為太忙，我忘了丈夫的忌辰，等過了一週、平靜下來，才猛然想起：「那天不就是八月二日、丈夫的忌日嗎？」拿出存摺一看果然沒錯。這筆錢，說是來自天國（先祖伸出了援助之手）一點也不誇張。

因為完全意想不到的惡緣，我以為是幫恩師而擔保了一億日元借債，丈夫破產之後又增加了另外一億日元的債務，大兒子說：「咱家以後怎麼辦？這麼多的欠債，以我現在的工資，一輩子也還不清啊！」但在很多人的幫助之下，我們竟然償清了債務，保全了家庭和公司。

古人說：「只有身懷犧牲精神的人，才能找到活路。」日本武士道經典《葉隱》所推崇的武士道精神也認為：「勇於獻身，才能成功。」這就是說，當我們犧牲自我、捨棄自我、清空自我的時候，就能贏得上天的歡心，從而獲得幫助。

IV 領悟生命的可貴

先祖並沒有逝去，他們通過血脈變成的基因生活在我們的體內。

緣分召喚緣分，事物的發展不斷走向平衡是符合天理的；

通過淨化緣分，可為我們的後代留下善緣。

第11章 美麗生命的躍動

為什麼會這樣？……為了找回自己，我拚命堅持到現在。在此過程中，我深刻認識到每天生活的重要性和活法、思想方法的重要意義。

但我心中還存在一個模糊不清的命題，急於解開。後來通過觀看電視中播放的一部科普電影，實地瞭解生命從孕育到誕生的全過程後，我得出的結論是「血即生命」！由此我認識到生命的可貴和血緣的重要性，並漸漸理解了和先祖的重大關係，看清了獲取力量的方向。

那是瑞典拍攝的一部科普影片，名叫《生命的誕生》（一九八四年）。它不是一部迎合大眾趣味的電影，而是宣傳嚴肅的生命尊嚴的作品。這部電影沒有採用動畫形式，而是實況展現了精子和卵子的結合、自然之愛包裹下細胞的不斷發育，以及形成六十兆個細胞並最終誕生的全部過程，十分精彩。

生命的誕生

卵子經過二十八天的生長，最終成熟，準備接受精子。男性這邊一次釋放約三億個精子，成群結隊向卵子進發，開始了有如飛蛾撲火的艱難旅程。

精子呈鹼性，途中如果不能成功地穿越呈酸性的子宮，就無法和卵子結合；而鹼性物質極不耐酸，所以絕大部分的精子都會死在征途之上，這是母體為防止黴菌入侵子宮而採取的措施，是大自然的愛的設計，精子必須穿越這條道路才能為人類繁衍後代，但能夠經受嚴酷環境考驗的精子在三億總量中只占一、兩百個，而且一旦最強壯的那一個成功鑽進卵子之中，卵子就會在受精瞬間緊閉門戶，使後面的精子不得其門而入。至此，包括那些歷經磨難、好不容易才生存下來的少數精子在內，兩億九千九百九十九萬九千九百多個精子都因為無法進入卵子而歸於死亡。

為了選出一個精子，就付出了如此巨大的犧牲，所以生命彌足珍貴。更何況，有時成熟的卵子還等不到這一個精子呢！

卵子成熟之後，會選擇生命力最旺盛的時候再次打開門戶，等待精子的到來。但如果精子始終不來，那麼卵子就會死去、隨著經血排出體外。在等待精子到來的過程中，卵子被一種難以名狀的美麗光環籠罩，跳著漂亮的舞蹈（回轉）。太空人從太空看地球時，地球是湛藍而美不勝收的；等候精子的卵子大約就如同太空人眼裡的地球一樣，包裹在一片神秘的光環之中，熠熠生輝。

這種神秘之光，就是生命的躍動。看著細胞在美麗光環中翩翩起舞的卵子上不斷發育出來，我甚至激動得淚流滿面。

精子和卵子結合之後，吸收父母雙方的基因（也就是血脈，是先祖活生生的狀態，跟血液無關），發育出六十兆個細胞並最終生成人體。在這些細胞不斷發育出來的過程中，神經充當了幕後的推手。所謂神經，也被寫成「神之經」，即便是現在，神經還和作為天命之源的自然力（天道）一起，守護著被美麗光環包裹著的人類胚胎。

就這樣，影片《生命的誕生》向我們清晰展示了，在精子與卵子神秘結合體中，男女雙方基因合成的「生命」之躍動，以及細胞不斷被發育出來的機理。

胎教決定一生

一位男士在看了電影《生命的誕生》之後，激動地說：「我之所以有現在，原來是因為無數次三億精子當中的一個接力延續的結果，先祖的血脈甚至可以追溯到恐龍時代。倘若這個過程在中間斷絕，也就沒有現在的我了。」

頂不住生活壓力的人，往往會說出「像我這樣的人，存在與否都無所謂」的話來，但從《生命的誕生》的角度來看，當今世上的每一個人（以及之前和之後的每一個人），都同樣是造物主付出巨大犧牲選拔出來的，也都是在愛的光環籠罩下誕生的，如果感受得到大自然的愛和憐憫之心，就不會說出那樣的話。我認為，我們每個人都肩負重要的使命而來，都是寶貴的生命。

更何況，遺傳基因反映的還有先祖的血脈。

卵子受精一個月後，眼睛開始發育，四個月後頭顱大致長成，這段時間是很關鍵的。如果母親對妊娠反應一無所知，照常吃這個那個藥，三餐或點心又常亂吃有添加劑的加工食品，那麼在細胞發育的同時，就可能出現異常細胞。前人已經很鄭重地告誡過，妊娠中的胎教非常重要，倘若孕婦只吃自己喜歡吃的東西，活得無精打采或任性妄為，就不可能生出健康的寶寶來。母親吃什麼、想什麼、做什麼、說什麼，受精卵上的細胞都感應得到，而且就在這個過程中成長。雖然生命成長依靠的是自然力作用，但因為胎兒和母親是一個整體，所以胎教非常重要，會決定孩子的一生。

《生命的誕生》所不斷強調的，就是生命的寶貴和重要。十個月後，受精卵發育成了由六十兆個細胞構成的胎兒，時機成熟，孩子誕生。

像我這樣（出生五個月時受傷）腿有殘疾的人是有的，還有人因為得了小兒痲痺症而不良於行，但上天認為這些生命同樣寶貴。例如有的人手腳都不能動，但學會了用嘴寫字作畫，雙手都有殘疾的人則能用腳趾敲擊電腦鍵盤。

星野富弘（Hoshino Tomihiro）先生在擔任高中教師的時候，曾因受傷造成頸部以下癱瘓，但他後來硬是學會了用嘴巴寫詩，甚至還能作畫，每一幅詩畫作品都能讓浮躁的心情平靜下來，感動人、給人希望。許多這樣的人承受著巨大的身體痛苦，卻能堅持努力而高貴地活著，他們的行為給健全人士帶來了勇氣和希望，淨化了社會。任何生命都是寶貴的，都負有各自的使命，更因為大家性格各不相同，所以才必須互相幫助、和諧共生。

櫻花固然很美，但如果一年當中開的全是櫻花，那未免單調無趣了，只有間以竹、松及各種季節性花草的點綴，人間的景色才會和諧美麗。

生命父母一直都在你身邊

影片《生命的誕生》讓我們明白了一切都是大自然的傑作，就連母親自己，也不知道肚子裡的孩子是怎樣的，只是照單全收而已。你要長成哪樣一張臉、要繼承先祖的哪種血脈，都是大自然在為你做決定。

更重要的是，「生命的雙親」和「生養的雙親」是不同的兩個概念。人們只知道生養自己的爹娘，而忘了還有大自然這個給予我們更偉大的愛的「父母」。當我從《生命的誕生》這部影片中找到自己想要的東西之後，我的活法就發生了巨大變化，開始變得無比自信。一直以來苦苦追尋原因的我，如今已完全接納了先祖的基因，終於可以腳踏實地，一步一腳印地繼續我的人生之旅了。

憎恨自己的父母和先祖，就如同朝天吐唾沫，最後必然會落到自己的身上。也就是說，上天自會給予懲罰。

先祖並沒有逝去，而會通過血脈變成的基因生活在我們的體內。「血乃生命」，如果失去了對生命的尊崇，我們的行為就會被思想綁架，表現出不平、不滿、爭鬥、逼迫和為所欲為。

不懂得感恩生養自己的父母，人的神經就會堵塞，「神之經」就會斷開，等於切斷了和生命父母之間的聯繫。替我們一個一個發育細胞的是自然之母，驅動細胞的是神經，而神經聯通宇宙，瞭解這些細胞的自然之母是決不會忘記自己孩子的，所以我們絕非可有可無的存在。當我們痛苦悲傷的時候，生命父母一直都在身邊，所以才有人說：「即便我們只落下一顆淚水，生命父母也是知曉的。」

以我自己為例，有了這個意識轉變之後，人生就發生巨大變化，獲得令人驚訝的良緣和好事。

從因病徘徊死亡邊緣，再意外地和丈夫離婚，最後邂逅偉大的人生導師，如今看來，接踵而至的艱難困苦都是上天為我安排的必要磨練。

前文說到的兩次為人償還一億日元債務之舉，就是連通先祖的行為，整頓、淨化並廓清了我的心靈之路。

第一個一億元債務，是正值泡沫經濟時期欠下的。那人假託我導師之名，聲稱是為幫助他人而籌措資金，請求我設法援助。聽說是做慈善，我二話不說就讓他拿房契去抵押貸款了一億日元。不幸的是，這不但是一場詐騙，這個騙子還從自己的宗教老師M先生那兒騙走了四千萬日元，據說也很輕易就得手了。

前文已經詳述過，後來發生的很多不可思議之事，讓我得到了償還的契機，再一次剷除了另一個「惡種」，雖然表面上受到一些損失，但淨化了家族的血脈，為此我要感謝那時所有幫助我的人。

「隨身攜帶」，這是常岡老師關於血緣的描述，他認為，如果是「隨身攜帶」的問題，還是拿出來解決掉比較好，這樣可以淨化遺傳基因——留給下一代的，應該是經過淨化的好東西。通過承受一次又一次損失換取他人的幸福快樂，則是積德的作為。明白了這個道理，《聖經》、手島老師和米勒老師的教誨就更加光芒四射、鼓舞人心了。

以什麼為目標呢？這不是肉眼能看見的。其實我們追求的，本就是不可見的生命，而從影片《生命的誕生》中，我懂得了血脈的重要性，意識到自己的使命就是淨化這些血脈。「好，就是它了！」從那以後，我越發確信要去完成自己應該完成的任務。

至於那個連宗教老師都敢騙的騙子，M先生說，「假如他能回心轉意、回到我身邊，我還能幫他，但他沒有那樣做。」最後，那傢伙窮得連買菸的錢都沒了，終於潦倒而死。所謂「朝天吐唾沫」，就是會換來這樣一個可怕的下場。

以吃虧換取進益的「根育」之道

現在「您與健康」料理教室的這間房子，在泡沫經濟崩潰之前，原是一家咖啡店，但沒能存活下來。後來又先後有人經營過電腦、女性服裝和義大利餐廳的生意，都因無法吸引顧客而宣告失敗，最後終於倒閉。整條街道的人都說，那個地方做什麼都賠錢。

但那間房子的第三個租戶B先生找到了我，希望我能接手。他說那裡已經換了三個租戶，每個都花了一筆裝修費，後來的女性服裝店和義大利餐廳又做了兩次改裝，費用合計兩千五百萬日元，他都概括承受；現在他想提供借用權，希望我租用時也能如數支付這筆費用。房東聽了卻說：「合同規定房子交接前須拆除裝修，保持空房狀態，哪有什麼借用權一說啊？」

我家的先祖，也是只留下債務遺產來給子孫添麻煩的，所以對這樣的事我特別有感觸。雖然那兩千五百萬元跟我一點也沒關係，但看了《生命的誕生》之後，我知道如果硬要省下那些錢，房子的問題就沒有真正解決，惡緣仍在，並將轉變為我的命運。因為體內流淌著這樣的血液，所以我決定以兩千五百萬日元的眼前損失換取日後的淨化，並隨即付了錢。B先生非常高興地收下了，於是室內裝潢得以保留——雖然解決了這一個問題後，我也還另花了一百萬日元來裝潢。

我換掉窗戶，改善室內的光線，並更新全部的設施，正式開始了料理教室的經營。雖然之前的商家都很難吸引顧客通過狹窄的樓梯登上二樓，但我的料理教室卻總是人來人往，學員盈門。一計算，發現所有貸款都用在支付租金上，如果加上裝潢費、保證金、房租，以及支付給前租戶的那兩千五百萬日元，差不多可以買下這所房子了，而這些錢都來自銀行貸款，我只能通過微薄的授課費來償還。這確實很划不來，但如果來此學習的人們能給家庭和社會增光添彩，那麼我就絲毫不虧。

我的料理教室自從創辦以來始終不斷成長。有的學員想做一些力所能及的事，學成之後開放自家廚房，自行開展料理社福活動；也有人用汽車載著材料到有需要的人那裡去，通過現場料理教室進行教學。這些小組結成一個共同機構，大家一起學習快樂家庭和健康生活之道，影響力遍及全國。

我這麼做絕不是什麼損失，因為天（生命的父母）地（先祖）聯手相助的時候，就會賜予我好的緣分。花錢也是一種培育人根的播種行為，既有良緣回報，所以即使花光了，也不會有困境之憂。親身經歷讓我懂得了，所謂「吃小虧，積大德」即是如此。

拿了我兩千五百萬日元的B先生，聽說最後還是破產了，不知流落何方。這件事，讓我明白了緣分召喚緣分、「有什麼樣的根就有什麼樣的枝葉」的道理。

所謂生活，是「生氣勃勃地活著」

我們料理教室的一位學員，某天被人冠上「哲學」的綽號。

說起來，這位哲學女士從小學起就一直保持第一名的好成績，但在家裡從沒洗過半個碗碟，後來考入一所名牌大學哲學系，並以優異成績畢業。對她來說，每天除了讀書還是讀書，家務事和照顧孩子之類都是沒什麼能力的女性做的事，自己這麼優秀的高等文化人，自然不屑一顧。然而結婚之後，她不僅沒有因為學識過人而獲得幸福，反而遭遇了諸多不幸。

後來我才知道，這其實不全是她的錯，事實是，她之所以只顧學習，不為家人做任何事，原因在於她成長的家庭中父母不和。她的父母雖然住在一起，但分房睡；飯菜做好後，母親會一聲不吭地把其中一份端進父親的房間，孩子們也各吃各的。這種分裂狀態的生活，讓她體會不到家庭的溫暖和親情，以為家庭生活原本如此。

我也曾在電視裡看到過這樣的報導：動物園飼養的猴子，因為什麼活都不必做，到後來甚至不能養育孩子，連餵奶都不會，最後導致小猴餓死，成了乾屍。

所謂生活，就是「生氣勃勃地活著」；為了生氣勃勃地活著，就得做一些必須之事。這種做事的連續性是和生命緊密相連的，雖然看不見，但我們可以參照確實存在的自然之力來學習。可惜的是，哲學女士雖然參加了料理教室的學習，但她只管聽課，一到料理製作環節就逃走，因為從沒做過菜，完全不知道從哪兒下手，即使有食譜給她參照，也不知道怎麼使用菜刀。她覺得與其丟人現眼還不如躲開的好，所以時間一到就趕緊開溜。

她的這一行為，終於被料理老師發現了。有一天當她又開溜時，被老師追了回來——不准逃跑！而且老師還當著眾人的面，把她不會料理的事原原本本做了說明，並要求其他學員都來幫助她。哲學女士原以為，一旦在眾人面前出醜，一定會飽受嘲笑，卻不料大夥都說：「沒關係，我們本來也不會。」「菜要這樣擺，菜刀要這樣拿……」一步步地教她刀工、烹調和之後的收拾、掃除等，有的學員甚至還和她交流生活的重要意義。當她看到即使出醜也沒什麼大不了時，心情頓時輕鬆了許多。

在此之前，她連一個朋友也沒有，但現在已經擁有很多可親的好友了。她以自己的親身體驗，認識到了認真生活的重要性。

優先發展智育，確實能讓人頭腦變得聰明，但德育欠缺卻會導致人只知強調自身的權利。結婚以後，哲學女士經常指責和嘲笑丈夫，飯菜則全是市場上買來的加工食品，弄得夫妻雙方身心俱冷、關係緊張，結果是自己流產五次，子宮裡長出了四個肌瘤。但那時的她卻把自己的遭遇歸咎於父母，對父母懷恨在心——如果沒有他們，我也不會有這樣的惡緣，我不需要這樣的父母！就此和父母斷絕了關係，整天神經繃得緊緊的，沉默寡言，在料理教室裡很少開口說話。

透過和大家一起研究料理製作，她的心情變好了，神經也舒緩下來，有時被訓斥到哭了，也不離開。畢竟，和父母——活著的先祖（以《生命的誕生》視角來看）——斷絕關係，就是「朝天吐唾沫」，最後只能髒了自己。意識到自己的錯謬之後，她的神經僵硬狀況總算改善，原本不愛說話的她也漸漸變得能談笑自若了。

神經舒緩，自然力就能自由發揮作用。為期一年半的課程結束後，因為她感覺還不夠，想繼續學習能獲得生命力的料理製作，於是又和幾位交心的朋友一起報名參加公民館舉辦的學習會。沒想到公民館館長在看了她做的料理後卻說，「拜託，請教我這個菜的做法！」於是她又開始協助公民館開展相關活動。年輕的主婦們都說她做的料理既健康又美味，另一個公民館館長聽說之後，也過來請求幫忙，因此，這位「哲學」女士一下成了兩個單位的助理。

如今已然身兼三個單位助理的她，當然更開朗了，經常無拘無束地對人說：「我曾長期看精神科，服用治療精神疾病的藥物，十年來不僅病沒有治好，嘴巴還變笨了，完全不能像現在這樣說話；子宮也出了問題，流產五次。」在主持我的演講會的時候，她已能侃侃而談，所有人都被她的熱情所感染。

老實說，她的變化之大，真的讓我驚訝。一個連菜刀的握法都不會的人，三年後竟然成了料理老師，是什麼導致了這樣的變化？更別說，在努力進行糙米素菜配合藥物治療之後，她的子宮肌瘤也完全治癒了。

有人說這簡直是奇蹟，但《生命的誕生》告訴我們，這不是人類的能量，是自然之力。但話說回來，如果心沒有打開，神經僵硬、通道堵塞，人的心靈就無法和上天取得聯繫。

結婚就是繼承血脈

如下圖所示，我們的先祖是：夫婦二人的上一代是四人，再上一代是八人，往上第三代十六人、第四代三十二人，隨著代

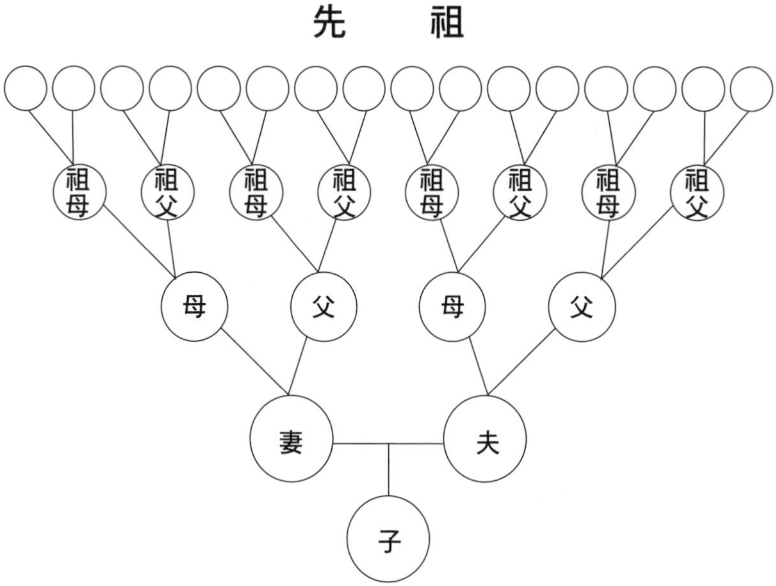

數的累積，人數增多。即使只是父母這一代，如果算上他們的兄弟姊妹，數量也很驚人。這就涉及一個遺傳基因的問題：我們繼承的是怎樣的遺傳基因呢？這不由先祖或父母決定，而是上天決定。

《生命的誕生》告訴我們，結婚、生子就是在延續祖輩的血緣。

A女士懷孕七個月的時候不幸流產了，但她不願將孩子的屍骨葬在婆家的祖墳裡，而想葬進娘家的祖墳，結果遭到自己父母的反對，斥之為離經叛道。

但在和商人之家長子戀愛、結婚的A女士看來，公公喜歡在細小問題上吹毛求疵，有失風範，所以不想讓自己的孩子和這樣的人將來同穴，嫌棄的其實不是婆家的祖墳，而是公公。A女士認為自己結婚的對象是丈夫，和丈夫的家人沒有關係，公公婆婆就是外人，所以凡事總是厚此薄彼地吹捧娘家、貶低婆家。

「你討厭你公公，那你的婆婆和丈夫呢，他們也討厭你公公嗎？」我問。

「我丈夫和婆婆對公公很好。正因如此，他才肆無忌憚地胡亂指責。」她回答。

我說：「你呀！蔬菜店賣出一根蘿蔔只能拿到一百五十日元左右，只有很少的一點利潤，對吧？但即使利潤很微薄，你公公也會向客戶點頭哈腰表示感謝，經商就是這樣不斷付出辛苦的，何況還是在一代人手裡就開起了這麼大的店？你丈夫和你婆婆也一起品嘗了做生意的艱辛，深知金錢來之不易和人際關係的重要性，所以才對你公公非常尊重。你一直以來都依靠父母生活，花著父母的血汗錢從大學畢業，從來不知道營生的艱難，所以不懂深奧的人情義理。但你現在已經繼承了你所厭惡的公公的血脈，如果繼續說他的壞話，貶低他，實際上就是在貶低你自己。」

「不對，我沒有繼承我公公的血脈，我繼承的是我自己父母的血脈。」

「結婚之後，你接受了丈夫的精子，而且和自己的卵子結合生成了孩子。你的孩子繼承的是精子和卵子的遺傳基因，而血脈就是生命的遺傳基因，你丈夫的血脈來自他的父母——血脈和血液的差別就在這裡。無論你如何拒絕相信，這也是顛撲不破的真理。既然已經繼承了公公的血脈，你就不再是外人，就需要肩負起傳承家族血脈的重大責任。如果當不成好媳婦，家族的下一代就無法成長，血脈就會枯竭。你公公沒把你當外人，所以說話口氣才那麼重，而你卻理解成了欺負和刁難，還一不高興就回娘家去抱怨……」

「但我的朋友們也都這樣。」她一臉理所當然的表情。

「你現在已經不在娘家了，也已繼承了婆家的血脈。如果身在婆家而心在娘家，就會成為無根的浮萍，必然枯萎而無法培育出優秀的人根。急躁會讓人的血流不暢，身體缺乏活力，變得喜歡吃什麼就拚命吃，結果導致血液污濁不堪，鈣質和維生素不足，神經疲憊，容易上火和疲勞。如此一來，體溫當然會下降。處於低潮狀態下的子宮，怎麼可能為胎兒提供安寧而溫暖的生長環境？子宮裡待不住，當然就會夭折，這就是流產，導致一條生命的隕落。所謂結婚，就是繼承家族的血脈，成為這個家族血脈中的一部分，並將先祖的接力棒傳給下一代，而你卻總在不斷製造不平不滿的情緒，以至於神經堵塞、自然力通道被切斷，和不幸、災禍結緣。切斷血脈（生命），和上天相通的大自然不會同意，也就不會幫你。」

在聽我說這些話的時候，豆大的淚珠開始從她的臉上滾落下來。

「我對不起死去的孩子，也對不起我的公公！」說完後，她就立刻回家向自己的父親（不再稱呼公公）道歉。她這一道歉，讓正在吃飯的公公突然扭臉向後擤起了鼻涕，顯然是不想讓家人看見自己流淚，這是因為終於獲得了媳婦的理解，讓他感動。

我想，別說鄭重道歉了，也許即使只是一句提醒的話，對於隔閡很深、互不交流的媳婦和公公來說，也會產生良性的刺激吧。

家庭崩潰是當今人類社會很大的問題。強調自己的權利、反對成為家庭工具或被家庭束縛的想法，是對家務事和育兒輕蔑的表現。有些父母只要孩子好好讀書，從不讓孩子幫忙做家務，在這種家庭長大的女孩成為母親之後，往往動不動就強調自己的權利，不喜歡的事就找理由推拒。

然而，就像孩子出生之後母乳自然就有了一樣，育兒過程中，我們的心裡也應該充滿愛意和慈祥。半夜孩子尿濕了哭泣時，無論多麼貪睡的母親也會立刻醒來，儘管因夜裡餵奶睡不好，但母親們總能做到精神飽滿，從不生病，這是由於愛的激素作用的結果——因為孩子讓她們充滿愛心，所以能夠很圓滿地完成育兒任務。

打開心扉，迎來無限

如果當媽媽的光說不練，因為沒有投入心思，就得不到體內激素的支持，甚至會弄出虐待幼兒的不幸事件，比如那位「哲學」女士，就是這樣一個母親的犧牲者。

下面要說的M女士（六十一歲），則是一個遺傳到先天性梅毒的人。以下，就是她親自口述的故事：

一直到長大成人，我都不知道自己攜帶著這種病毒，所以和正常人一樣十九歲結婚，二十歲生大女兒。也不知哪裡出了差錯，竟沒有對大女兒作血液檢查；等到二女兒出生的時候，驗血才發現有梅毒陽性反應，大家都以為梅毒病菌來自我丈夫，但結果不是，而是我的問題。那時還不知道是先天性的。

這個真相一查出來，醫生們對待我的態度馬上大大轉變。因為生產時血液出現梅毒陽性反應，醫生和護士甚至把我丟在分娩台上，不理不睬，等到出血凝固時，我已失去知覺。年長的助產士發現了這個情況，開始斥責醫生護士們——「陽性反應又怎樣？你們把人命當什麼？手術！」一說完，就推我進了手術室。

這位助產士啪啪啪地拍打著昏迷的我，一邊流淚一邊說：「你還有孩子，可不能死啊！」已經被認為無救的母嬰兩人，由於這位助產士的鼓勵，才終於撿回了兩條命。因為感染了梅毒，我不能餵孩子喝母奶，而且還被隔離開來，一切都要特別對待。生產時遭受的屈辱，讓我作為一個人的最低自尊喪失殆盡，一直深陷於幾乎要發瘋的情緒之中，恨死了父母，也詛咒自己的存在。家裡頓時風暴迭起，再也不得安寧。

就在此時，以東城老師講解「你落下的每一滴淚，上天都知道」為契機，我得以有機會觀看《生命的誕生》這部紀錄片。《生命的誕生》告訴我，賜予我們生命的「天母」在一個一個培養生命細胞，直至達到六十兆個，生命才真正誕生。替我們培養每一個細胞的「天母」，是完全懂得一個母親因孩子流產而落下的淚的。我們在痛苦中探求的，除了生身父母之外，還有一個擁有偉大之愛的生命父母，所以即使再髒的血脈也能淨化——東城老師對我說出了這些發自肺腑的話，讓我心裡滋生一股力量，彷彿升騰起一團火焰，給了我恢復的勇氣和希望的契機，於是我報名參加了「您與健康」料理教室的學習。

對於我打算死守秘密的想法，東城老師認為那是我過於自卑的緣故，不如公開，「沒有比將憋在心裡的話說出來更好的事了」，鼓勵我當著眾人說出自己的故事。我雖然覺得這樣未免荒唐，但還是相信《生命的誕生》中所說的，明白生命寶貴的道理是拯救自己的希望。

一次，在「您與健康」月例會上，東城老師突然對我說：「請您也說點什麼吧！」因為從未在大庭廣眾的場合說過話，所以當時我的腦子裡一片空白。後來，原打算終生不說、把秘密帶進棺材的我，終於情不自禁地說出了「先天性梅毒」的故事。東城老師一邊聽一邊流淚，最後說：

「無論什麼樣的生命都是寶貴的，要尊重你現有的生命，從現在開始開拓自己光輝的人生之路。」

例會一結束，患有同樣疾病的人湊過來吃驚地小聲問我：「為什麼有勇氣在這麼多人面前說出那樣的事？」還有幾個是心裡裝著別的不足為外人道的煩惱，也都來找我了。原以為我這麼公開自己的隱私，定會丟盡自己的臉面，再也不會有人來和我說話，結果卻是「打開心扉，迎來無限」，我不僅沒有失去任何東西，反而讓自己的人生來了個一百八十度的大轉彎，通過「您與健康」這個平台，在全日本結交了許多心靈之友。和這些與我一樣遭遇的人交友，讓我明白了尊重自己生命的重要意義。

人在遭遇苦痛的時候，有神佛在嗎?對我來說，光明是那麼的遙遙無期，我甚至產生了要在茫茫黑暗中了此殘生的自棄想法，但苦痛最終給我帶來了今日的安寧。一切都是上天的安排，是大愛。正如《聖經》上所說——上天是不會給你無法承受的苦痛的。

在由我主持健康學園（「您與健康」的集體研修）的時候，我請來了曾經怨恨的母親。那時我的思想已經轉過彎了，明白在我痛苦的時候，母親也同樣是感到痛苦的。所以我當眾對母親說：「媽，請不要再有愧疚之心了，謝謝您生養了我，讓我擁有了一個懂得感恩一切的精彩人生，謝謝！」母親似乎有些意外，但她還是一邊流淚一邊聽完了我的表白。

如今，M女士為了宣傳自然之愛和生命的寶貴，同時也為了自己進一步學習成長，參加了使用天然材料的手作料理教室和學習會等活動，同時還負責準備和主持須在外住宿一夜或兩夜的健康學園項目。活動內容登載在《您與健康》月刊上之後，她還複印下來，帶到保健所給那些深受愛滋病或類似疾病折磨的人看，並不斷鼓勵他們不要嘆息、悲傷，要對康復保持信心。

其實，在遭受巨大壓力、瀕臨絕望之境的那段困難時期，M女士還得了乳腺癌。後來在以糙米為主的天然食療，配合枇杷葉溫灸、坐浴、足浴、蒟蒻濕敷、生薑濕敷及沙浴等治療的同時，注意修身養性，她尋找自我的艱難歲月漸漸變得平靜了，乳腺癌在不動手術的情況下痊癒，遺傳的梅毒也被清除，症狀消失。

當人的神經安定，和「生命父母」的聯繫保持暢通，自然力就會啟動，人的血液就能得到淨化。

第12章
逆來順受，笑迎風雨

有人曾說：「東城老師是個殘疾人，可是在月刊《您與健康》的文章中卻看不到絲毫的怨恨之意。」是的，我從來沒有怨恨過自己的殘疾，現在的我甚至都不認為自己是個殘疾人。

我的殘疾來自先祖，是嬰兒時期受傷所致，但似乎就連父母也不知道我為什麼會受傷。從很小的時候開始，父親就對我說：「你雖然肢體有殘疾，但心靈不能殘。腿有毛病也要堅強，要做像野口英世（Noguchi Hideyo）那樣對社會有用的人。」野口英世（一八七六—一九二八），是位醫學博士，國際知名細菌學家，曾三度提名諾貝爾生理學醫學獎。野口一歲時左手被火爐燒傷，手指沾黏，從此無法自如活動。現今日本千元紙鈔上的人物肖像，就是野口英世。

父親還說，「有個姓鈴木的人，因火車事故受傷，失去了一條腿，但他後來當上了市議員，為城市建設付出最大的努力。即使腿殘了，也要好好學習成為有用之人，不妨多看看偉人傳記。」

我打定主意依靠這對殘腿生活，不想與人比腿腳的強弱。

除此之外，那時的父親，總是一邊撫摸我因殘疾而變得瘦弱的左腿，一邊這麼鼓勵我：「這條腿雖細，但很有力氣啊！」上學之後，從小二開始，我每天都要走兩公里帶坡道的路上下學。

岩手的冬天很冷，我常常要冒著暴風雪，在厚厚的積雪中艱難行進。但這讓我變得更堅強，是殘疾教會了我如何克服困難。

母親也從不因為腿不好而可憐我，而是要我將幫助做家務作為一項日課定下來，每天必須一一完成。她認為一個人得要什麼都能做，否則便是個無用之人。

在幫忙打掃、洗衣和做飯的過程中，母親教導我：「怎樣既好又快地把事情做完，如何高效利用時間，你要自己思考。哪怕是很小的一片鰹魚乾，也要設法做到既不浪費材料，還不能切到手。這一切都不能模仿別人，而要自己思考。」所以母親幹活的時候，我總是很用心地觀察，想著找竅門的事。

人為什麼要學習？

小學一年級入學典禮那一天，母親只送我到學校大門口，和導師打聲招呼就回去了。雖然那時她可能覺得我家離校近，小學校園又有遊樂場，加上還有我的弟妹需要照顧，的確很忙，但我認為，她更想從小培養我的自立意識。母親說：「媽媽雖然回家了，但不管什麼事老師都會教你，這樣更好。你回家就一個人回吧！」同學們都是爸媽陪著來上學的，我誰也沒依靠，一個人緊張地聆聽老師的講課。

「從今天開始，大家就是一年級學生了，今後要和同學好好相處，努力學習。那麼，我們為什麼要學習呢？」老師突然提出了這麼一個問題。我不知怎麼回答，正在想的時候，老師給出了答案：「從大的方面來說，是為了成為對社會有用的人。」這句話我聽得特別清晰。

因為母親告訴我動腦筋想辦法是很重要的，人活著就得動腦，「所以才要學習」，我想。那位老師的話至今我還記憶猶新。

我後來在演講的時候，也常常問學員「為什麼要學習」，但能夠明確回答的人很少。因為多數人學習的目的是為了獲得某種資格，或是為了獲得一份好工作，但我所受的教育則讓我目標明確——為他人、為社會，成為一個有用的人。

二年級的時候，因為搬家，離學校遠了。母親說：「即使突然下雨，家裡也不會給你送傘，你要自己想辦法回來，還不能淋濕了。」一天，放學時突然下起了雨，我又沒帶傘，此時，一位很要好的同學讓我和她一起走，於是我和她共用那一把傘。到了那個同學的家之後，她又把傘借給了我。

那次之所以沒被雨淋濕，是因為有平時相處得不錯的同學關照，由此我懂得了人際關係的重要性。母親說：「太好了，得到了某某同學的熱心幫助！明天還傘的時候，要好好謝謝人家！」

母親的表揚讓我很高興，但對於同學的熱心幫助，我想不能僅僅道謝，還應做點什麼。那會兒正流行做小荷包，於是我從自己的小荷包中拿出兩個，當作禮物送給了那個同學，她很高興地收下了。

話雖如此，對於嚴厲的母親，我也經常口出怨言、發洩不滿情緒。這種時候，母親就會說：「爸媽的學識不夠，不能很好地教育你，所以你去別人家玩的時候，看到家裡沒有教的、好的地方就學起來。交朋友也一樣，要和那些能夠彌補自己不足的人交往。」

人生不可能都是晴空萬里

過去，痲瘋病和私生子是受人歧視的。我的朋友中，就有一位祖輩得過痲瘋病、一位自己就是私生子，因此遭人嫌棄，有的人家甚至拒絕她們入內，但我不管這些，和這兩人一直處得很好。她們每次來我家玩，母親都表示歡迎，走的時候還要她們帶上一包點心；如果是過年的時候來訪，更會被母親當成重要的貴客，拿出過年才有的美食招待。這兩位朋友深受感動，其中一位後來還對我說：「那些日子到現在都忘不了，你一定不知道，你們一家給了我多麼大的勇氣！」

就在這樣的日常交往中，通過接觸和磨合，社會教給了我生活之法。所以我從沒有因為腿腳殘疾而憎恨父母，直至今日，始終認為父母因為切身感受到了「生命的誕生」，知道上天把一切看在眼裡、記在心裡，所以才這樣充滿慈愛地養育我長大。

父母要求我們兄弟姊妹六人自己想辦法生活，在幫忙做家務的過程中學習人生之道，對於有殘疾的我，母親尤其擔心，所以沒有像對待其他兄弟姊妹那樣嬌寵，而是更加嚴格。但我很討厭如此嚴厲的母親，常抱怨她是「催命鬼」，青春期階段尤其叛逆。

每逢這個時候，母親總要說：「人生不可能都是晴空萬里，也有颳風下雨的時候。那時你該怎麼生存？什麼都不做，就什麼本領都不會有！」

但是，在我突然失去丈夫、一個人帶著兩個孩子艱難度日並決定獨立創業時，母親卻說：「我以往那樣教育你，就是為這一天的到來做準備的，你一定做得到！」隨即一聲不響地寄來了三十萬。再沒有什麼時候，能比此時更能讓我深切感受父母的高貴了。

在我真想感恩的時候，那些我曾經討厭的、有關母親的一切，剛好也都變得可親可敬。從此，我的命運開始向好的方向轉變。

深奧的生命之重，往往必須通過一番痛苦的掙扎才認識得到。

良緣眷顧，告別殘腿

拖著殘腿走過漫長人生道路，到了第七十六年的時候，兩邊的股關節軟骨磨損嚴重，最後傷害到了骨頭，疼痛難忍，再也無法行走，已經打算今後坐著寫作和發表演講了。

就在那時，有一位朋友因學生時代打橄欖球導致背骨凹陷，最後甚至神經麻痺，腿部失去知覺，假如神經麻痺蔓延到頭部，他的人生也就走到終點了。然而，他卻通過手術治好了麻痺病，得以再次自由行走，這給了我一線曙光。

在此之前，因為我的腿病是在出生後不久就受傷所致，一直沒抱治得好的希望，所以從沒考慮過手術的事。通過這個因緣，我前去拜訪了為朋友治療的那位九州名醫，才知道即便已經七十幾年了，還是能動手術治療。

藉由先進的整形外科手術換裝人工關節後，雖然只是腿部疼痛消失，但已經讓我驚喜莫名，對治好殘腿生出了一絲希望，但因為五十年來我和醫院沒什麼緣分，不知道該選擇東京的哪家醫院來動手術，無計可施之下，只好打了個電話給一位《您與健康》月刊的忠實讀者、婦科醫生K大夫，她則建議我去T大學附屬醫院，巧合的是，T大學附屬醫院的女院長正好也在我的人生導師之一、那位專事祖墳研究的S老師指導下學習同樣的人生之道，經由S老師的介紹，女院長閱讀了我寫的書和編輯的月刊，主動約我見面。就這樣，我意外地住進了她的醫院。

我的股關節手術不但使用了最新開發出來的內視鏡，而且還由開創這一先進手術模式的技術研發者本人親自主刀。

女院長比我還開心，把我當成了貴賓接待不說，因為我是帶著工作來住院的，還特別安排了房間和書桌供我使用。再次成為病人的我，又獲得了意想不到的良緣眷顧。

手術時，我要求只對下半身實施麻醉以保持清醒。由於手術過程會發出類似木匠斧鋸的聲音，如果病人清醒會被嚇得昏迷過去，一般下半身麻醉的場合，都要使用安眠藥讓病人在睡眠狀態下進行手術，所以一聽到我想保持清醒，醫生們都驚呆了。

但在我看來，這是一個求之不得的珍貴機會，很想通過自己的身體實地體驗一下現代醫學手術。更重要的是，我就要和七十六年來一起忍受疼痛、堅持到那時的這個股關節告別，如果我睡著了，就不能向它說再見了，我希望在分別的時候好好謝謝它——這條殘腿，畢竟努力支撐著我走了這許多年。

這是一場大手術，因為加裝人工關節必須削平骨頭，還要在骨頭上打孔，用螺絲起子固定螺絲。手術過程中，我清晰地聽到鐵錘、螺絲起子和鋸子發出的噹噹噹的機械聲，果然和木匠工作時非常相像，砍削骨頭時發出的聲音，甚至比牙醫銼牙更嚇人。

在切、割、剉、削的聲音中，想到要和一直幫我的關節告別了，我心裡充滿了感激，淚水也自然地流了下來。整個過程中我不僅沒有昏迷，反而心情十分坦然，感恩地和舊關節依依惜別。

手術後，麻醉效果一消失，劇烈的疼痛讓我無法入睡，我就把生枇杷葉貼在肝、腎和脾等負責身體解毒、淨化的臟器上，進行濕敷。在癒合傷口方面，這些枇杷葉功效非凡。我也在傷口周圍貼了枇杷葉，以此幫助鎮痛和消腫。在枇杷葉和內臟的共同作用之下，我感到身體變得輕鬆，疼痛消失，傷口也很快痊癒了。

醫院也是快樂學習的課堂

醫生查房的時候，發現了我身上到處貼了枇杷葉，驚問：「那是什麼？」我回答說：「這是枇杷葉，具有鎮痛效果，比什麼藥物都好用，現在的紅腫明天就能消掉。」醫生聽了一臉狐疑，但隔天看到我傷口的紅腫果然消退之後，不由感嘆道：「呵，枇杷葉真不賴啊，可以萃取出來製藥了！」我說：「那可不行，這不是人類智慧所能做到的，是自然的智慧。」我的回答讓他若有所悟。

從臉色上，我發現不少護士有便秘或寒症的症狀，於是提醒她們注意飲食。一些護士因此有空就坐在我床邊詢問我的看法，一來一往，我們就成了好朋友；我的食療方法也很快在護理人員之間傳播開來。

院長的大拇指長了瘭疽（編按：常發生於手指或腳趾的皮膚化膿性瘡毒病症，會讓患者十分疼痛），使用抗生素藥物也沒能治好。我送給她現成的枇杷葉精華液，教她怎麼塗抹，結果長期無法治癒的瘭疽治好了，還長出了新指甲，讓她大喜過望。

除此之外，院長還患有糖尿病、痔瘡和寒症等病症，我認為糖尿病的治療須從肝臟調理開始，院長卻認為自己的肝臟沒問題。然而，即使醫學判斷沒有錯誤，已出現的症狀仍是無可辯駁的事實——瘭疽、痔瘡和寒症並非互不相干，而是源於同一個病根。於是我對院長說：「您的飲食方法似乎有問題。您每天吃很多蔬菜、水果，水分攝入過量，而穀類則相對較少，對吧？這樣就阻斷了自然力的通道。」這才說服了她。

照著我的建議改變飲食習慣後沒多久，院長的糖尿病、痔瘡和寒症都明顯好轉，驚喜之餘，一口氣買了一百多本《您與健康》月刊擺放在候診室裡，據說兩、三天就被人拿光了。後來，醫院的商店裡也擺上了我寫的《飲食生活改變人生》文庫版和《感恩天道》等，院長還鼓勵我繼續寫作出書好幫助更多人。另外，醫院商店的老闆娘更是《您與健康》的長期讀者，而且她的姊姊也在「您與健康」料理教室學習。得知這些消息，我更覺得善緣匪淺。一年後的二〇〇二年十一月，在這許多難得的緣分之外，我又做了另一邊的股關節手術。

動手術的醫生、麻醉師及手術有關醫護人員都知道，一般手術後，因手術刺激，和全身有關的肝臟CPK（肌酸激酶指數）都會升高，但第一次手術後，我完全沒有類似反應，讓醫護人員都大為驚訝，所以第二次手術後，醫生就停用了止痛、防止化膿和貧血的一切藥物。

從康復的第一天起，我就拄著拐杖下地了，雖然還沒有完全恢復，但已經能夠雙腳著地走路，心中滿懷感激之情。有記憶以來，這是我第一次感覺不到腿部的疼痛，一步一步又一步，喜悅之情難以言喻。

回想起來，一年前右股關節動手術時，我還一邊拄著拐杖一邊感嘆：「要是雙腿都不疼痛該有多好！」我從嬰兒期起就有了一隻殘腿，從不知道腿不疼是個什麼感覺。

往常因為腿總是痛，所以肩膀會下意識地使勁，用全身力量保持身體平衡。即使只做一邊手術，解除一半痛苦，也已舒服不少，何況這次是解決全部問題的大手術，我的精神狀況大為改善，內臟也彷彿回到青春期。現在的我，可以用完全不痛的兩條腿走路了，但想當初發現左膝蓋過度磨損之時，我還以為「這下真的玩完了」，但上天賜給了我做手術的福緣，彷彿在說：「你的人生之路才剛剛開始呢！」

殘腿的疼痛伴隨我度過了七十七個春秋，比肺結核對我的折磨還要久遠得多，但事實證明，不僅結核病有益於我，這條殘腿也讓我懂得了很多關於糙米和自然療法之道，更因為通過傳播這些知識，讓我獲得了諸多意想不到的福緣，認識了許多良師益友，得到數之不盡的意外收穫。另外，上天也向我昭示了「人脈可以通達天脈」的道理。

痛苦不是不幸，而是喜悅之母，逆境是產生順境的前提。雖然我的人生之路似乎充滿了坎坷，但我最要感謝的，也正是這風雨兼程的人生。

日文原版後記（二〇〇三年）

從一無所有開始

東城百合子

當年在困厄之中靠借錢創辦的《您與健康》月刊，如今已迎來了三十歲生日。回想這三十年的風雨歷程，誠可謂步步艱辛，帳面上的持續虧損更是有增無減。那麼，是否可以因此說我的人生很失敗呢？

其實不然，我的人生很成功。

什麼是真實？什麼是自然？

在困厄的深淵裡堅持奮鬥，最終必有出頭之日。失敗和拐彎絕不是無意義的，注意觀察一下，就會發現它們都是正能量。

從一無所有開始一步一步、一階一階緩緩前行，我終於走到了今天。在此過程中，我結交了很多知心朋友，而且每次去有緣的地方發表演講，都會讓我心情愉快、精神振奮。為什麼？因為大家都在認真聽講，所以我會進入忘我狀態，一口氣站著接連講上兩個小時。

演講過程中，空氣自由出入我的身體，氧分子充分融入我的血液，血流加快，這樣我就獲得了身體和腿腳的健康。站著演講，同時也讓我明白「當我們的身體放空之後，自然能量就會進入」的道理。

這是我的保健之法，我的命運也因此由逆轉順、從苦到甘。一路走來，我發現，失敗也好不幸也好，都蘊藏著成功和幸福，正如一張紙的正反面，有裡才有表，表裡原為一體。

當我因為離婚而被迫脫離習慣的人生路線時，曾一度以為這輩子「萬事皆休」了，但事實卻是：真正的人生道路才剛開始從我的腳下往前延伸。

一路走來，我都在請求、尋找和敲門，於是我收到了上天愛的資訊——「你流下的每滴淚，我都看在眼裡，了然於胸」，我這才知道我不是自己要活著，是上天要我活著。從上天那裡，我一個一個接受了共六十兆個細胞，都是免費借的。

上天一直守護在我身邊，在我認為自己已經窮途末路的時候，持續給我鼓勵：「情況沒你想的那麼糟糕，還有路可走，試著往前走！」這是多麼難得的支持啊！

雖然我的人生總是苦難相續，但我真心認為，那是求之不得的寶貴歲月。

中文版後記（二〇一八年）

唯一的秘訣

東城百合子

距這本書日文原版出版日期，匆匆已過十五年。

十五年乍看像是一段漫長的時間，但對我來說，不過是一個個「每一天」的累積組合，數十年也如「一日」，過去、現在、未來並無差別。

無論世界怎樣變化，我的「每一天」仍按自己的日常節奏，抓緊分分秒秒認真地過。我希望能幫助大家健康快樂的目標還是一樣，既為「目標」就不是可以隨便改變的，不管年紀多大都一樣。

地球旋轉一周是二十四小時，地球上人人的每一天都是一樣的時間，不懂得珍惜時間的人以為今天過了還有明天，明天又明天，這樣的人一生都會拖拖拉拉，難成大器。今日事今日畢，這是我自幼接受的教育，因為習慣自我要求、把握時間，凡事不推拖，心因而變得專注，知覺變得敏銳。

進入二十一世紀後，人類的日常生活出現許多問題，其中最讓我憂慮的是婦女與家庭的問題。

女性的天命是家務與養育孩子

演講時，我常會先問大家是否慶幸身為女性？我發現越是大都市地區，舉手的女性越少，若再追問為什麼，大家就吵吵嚷嚷地宣洩一番。這些問題都源自思維與認知方式。

生成女性男性是誰決定的呢？是天命，上天的命令。自古以來，女性就擔負起做飯、照顧孩子和家庭清潔管理的責任，即使現代很多婦女外出工作，家事主要還是女性在張羅，所以女性大都很忙，相對於男性，女性因而覺得委屈吃虧。

我對她們說，這樣想是不對的！

女性是家庭的支柱，所以稱為「主婦」，應以在家養育孩子為前提，而男性該負起家庭經濟，男女確實有別。現代女性多忽略了這件事，她們不明白主婦的意義與價值，只會講道理、爭辯公平，忘記了自己天命的責任。家庭若充斥著歪理和爭辯，就會開始支離破碎。

家事與養育孩子不能因任何工作而不做，就算是去工作，也一樣必須做，而且要更下工夫利用時間去做。一個母親真心看重這些家事，或只顧賺錢，這將使自己和整個家族的命運大不相同。

現在很多疾病與社會問題都與家事荒廢、家庭失衡不安穩有關。

看到一些恐怖的兇殺新聞，我都不禁想問：那個兇手那天一定沒好好吃飯吧？可能他家裡也沒人好好做飯吧？學校教育只重視知識學習、考試比賽，家事似乎無關緊要，可以交給別人做，三餐也都能上街花錢解決，大家因而變得不知如何生活，甚至沒有生活了。這樣隨便過日子，後果不堪設想，但很多人還沒意識到這問題的嚴重性。

不做家事導致思想與能力都僵化

生命在母胎中就已開始學習了，一個負責任的母親會從一懷孕就用健康的生活觀念和習慣教育胎兒，保護胎兒的成長。胎教是確確實實的，只是現代人因無知而不以為意。

舉例來說，我孫子三歲左右去上幼兒園，他媽媽騎自行車接送他上學途中，坐在後座的他常自動喃喃誦念起《心經》，讓媽媽嚇一大跳，因為媽媽並沒特別教導他，只在懷孕期間幾乎日日誦念。

我們家的孩子從小就必須在六點半起床，七點準時與大家一起排在家裡神龕前，對神靈致敬感謝。我們的家訓是「不工作的人不得吃飯」，孫子磨磨蹭蹭不做事，媽媽對他說「不工作的人」，孫子就會自動接著說「不能吃飯」，說完便開始去幹活。讓孩子分擔力所能及的家事，比如準備碗筷、擺椅子、端菜等等，這就是生活教育很重要的一部分。

從小習慣自己下工夫把力所能及的家事做好，這本事將來必能發揮到其它地方、其它工作上。日常打招呼、掃除清潔、收納整理……，都得學習，父母要自己作榜樣、示範給孩子看，否則他們也不知如何是好。

例如如何晾曬衣物？可不能光把皺巴巴的衣服掛上衣架，得好好攤開甩平掛正才行；在餐桌上如何拿筷子、用筷子、擱筷子？為什麼不能以筷子插入、攪起食物？這些並非無關緊要的枝微末節，而是透過在每一天當中講究、練習，慢慢養成對生活的一份敬意和一套禮法。

上個世紀戰後，很多人漸漸忽略這些生活禮節，而今大家乾脆連家事都不做，久而久之導致人的思想與能力都僵化、退化了，感受不到真正的生命。

有一次，有位重要的官員突然來訪，那天不巧只有我和孫子在家。

孫子便為我們端茶水、蕎麥麵，他把托盤放在榻榻米上，端坐好以後，打開隔間紙門，再拿托盤站起來……，一道道程序一絲不苟。這些看似平常的小事，因為從小每天做成自然而然，在緊要關頭才能順利展現。

「孫」（日語發音mago）字是個「子」加「系」，婆婆要幫助媳婦好好養育孫子，才能傳承家族譜系。婆婆古稱「姑」（日音shyutome），姑是「女」加「古」，是家族裡年長的女人。媳婦在日語中用「嫁」（日音yome）表示，嫁是「女」加

「家」，婆婆媳婦不是陌路人，年長的婆婆要教導培養媳婦，她們必須接力繼承血脈家業。

家族血脈冥冥中是相連的

現代媳婦把公婆當陌路人，婆婆也無法培養媳婦，所以家譜才難以維繫。過去日本人對長子授予特別的教育，長子有責任照顧手足、支撐整個家族，但現在變成家族平分遺產，子女結婚後一個個遷出戶籍，戶籍變得很分散，子女不一定要照顧父母，父母也覺得不能給孩子添麻煩，於是各自工作賺錢，生活裡都是錢、錢、錢，如此下去，家庭分崩離析，日本會不會走向滅亡呢？

把婆媳當陌路人這種想法太愚蠢了，婆媳的天命責任是要合作培育下一代、傳承家族血脈。

一個女人婚後就該負起夫家這邊主婦的任務，留戀自己的故鄉、炫耀原生娘家並不會增加幸福。

日本一直都很重視家族血脈，日本天皇已延續到第一百二十五代。家族血脈冥冥中是相連的，我相當重視敬拜祖先、為祖先掃墓，日常不斷念誦《心經》迴向給祖先。

我的夫家五來家（東城是我的筆名）曾造就出許多優秀的學者，比如早稻田大學政經學院博士五來欣造，然而，後來家道中落，從我先生的前兩代開始都走上同樣的歧路——家戶長在外面有了女人，然後離婚，拋棄自己的孩子去養育別人的孩子——家庭悲劇一再重演。

自己空無一物天地自然會反饋

我夫家原有手足十三人，其中有五個男子，但都先後不幸夭折，最終只有我先生一人繼承血脈，人口越來越凋零，好似就要斷滅了。

先生離開我的時候，兩個孩子正處於青春期，我內心充滿疑惑怨恨，所幸遇到常岡老師指點迷津，引導我追溯家族故事，為祖先修墳掃墓，虔心懺悔，淨化被玷汙的血脈。

我想，先生這樣，我也有一半責任。但那一半的責任是什麼呢？我一直在探尋。他拋棄了我們母子三人，最後弄到破產的地步，還由我幫忙善後。即便如此，我沒怨恨他，因為我一直在上下求索，我想負起我自己的責任。

先生去世那時我正在山上祈禱，無意間聽到很大的聲音要我「站起來」，我跟常岡老師報告了這件事，老師告訴我——妳即將成為一個公眾人物、做公益的事業，妳被上天接收了，也就是說已不在這個世上，死亡了啊！妳要做好心理準備。

不久，通知先生猝死的電話就來了。

那時我一無所有，一邊撫養孩子，一邊忙於工作創業，認定自己必須代替先生培育他們成長為可以守護別人、對社會有用的人。工作只是工作，但母親的責任才是我的使命，所以作為母親，我願為孩子拚上性命。

我就這樣竭盡心力、無怨無悔，莫名其妙地慢慢有許多貴人來相助，需要的錢財也自然齊備。賺到的盈餘，我沒放進自己荷包，而是捐給紅十字會，回歸了上天。在資金周轉的過程中，自然連結了很多緣份。人不能只顧把錢放入自己荷包，要把錢傳遞下去，都收進自己荷包會把緣份切斷，就無法生生不息了。

我想，老天有眼，一切都是祂的安排吧？

一個人若只看重自己，天地能量的運轉流動就會堵塞，事情就會變得不順利；而若能捨己為人，能量就會疏通豐沛起來。自己變得空無一物，天地自然會反饋；但若只顧自己，反倒會把資源排拒在外。好比呼吸，一個人若光吸入不呼出，很快就沒氣了，嚴重時還會喪命；要吐氣、自然一進一出，這樣才能享受自由的呼吸。

人生靠自己每天實做才能打開

一般人盡想著索取，一旦發生不幸，就只會在別人身上找原因，應該反過來想想如何付出，只要付出，就算默不作聲也會有所得。

這就是我的信念，我依此親身踐行，免費發行月刊幫助別人練習健康快樂的生活，雖然沒做廣告，但連結的人越來越多。回顧這一路以來，能堅持走到現在且已後繼有人，我相信這一切是承蒙上天守護恩賜的。

人體由微妙的神經所建構，一旦放下一切、如空殼一般，就自然會接收到許多原本存在、但一般人卻渾然不覺的消息。這點我體會得很清楚。古早日本很多人也都明白這個道理，可惜現代人因自私自利又生活得粗糙忙亂、光說不練，硬把這種能力，或說「緣份」、「管道」給阻斷了。

現代人要調整生活，首重早起。

為了早起就必須早睡。小孩子最晚八點半就該入睡，晚餐在六點多吃完最理想。現在大家都忙到很晚，十點能上床都很難得了，不少人十點後還在吃宵夜，這會讓內臟無法休息，造成失眠，即使睡著也睡不好，胡亂作夢，早上起不來、吃不下，墮入惡性循環。

如此惡性循環會產生社會新聞中那些暴躁瘋狂的人，他們看不到生命，視生命為兒戲，如果越來越多人變成這樣的話，日本將不再是幸福的國度。

生命的領悟不是別人能教的，必須靠自己的手腳老實去做，天天清潔打掃、料理食物，這樣才會一點一滴真的明白起來，並打開自己的人生。

常有人問我，他們因為不清楚人生方向而苦悶，該如何是好？

自己的人生都看不清楚，還要問別人？每個人都是獨一無二，自己的人生要靠自己每天認真實做才能打開，問別人、模仿別人是不管用的。我是一步一步才走到今天，一點一滴才累積出一點工作成績，並沒有什麼「成功魔法藥丸」可以分享給人。

還有人愛問我如何才能安享老年？這個我也沒有什麼可說。自從肺結核痊癒以後，六十年來，我都是一天只吃兩餐，因為感覺這樣已足夠。勞力工作者體力消耗大，多吃些無妨，我腿腳不便，活動量不大，沒必要吃太多。雖然吃得少，但我每天一樣努力工作，一心一意只希望利益他人，不知不覺把自己和自己的年紀都淡忘了。

再說一次，我相信人只要掏空自己、全心全意為他人的幸福努力，必會收到來自上天的補充。如果這算「祕訣」的話，那麼，這就是我唯一的秘訣了！

母親以親身經驗為證

《您與健康》雜誌社社長後記

五來純

今年是我母親東城百合子創辦月刊《您與健康》四十五周年。

母親在嬰兒時期摔傷了，造成終生腿腳不便的毛病。二十多歲的時候又得了肺結核，徘徊在死亡的邊緣。期間因日本先祖智慧的啟發和和食的幫助，才恢復了健康。從此母親根據切身體驗開始宣傳和食益處，並一直堅持至今。即便現在已高齡九十三歲，仍然每天去料理教室講授和食精妙之處，以及順應自然規律生長的生命之可貴。

母親雖已不再出遠門演講，但仍堅持為月刊《您與健康》寫稿，還參加料理教室每月例會。直到現在，她也從沒坐著演講過，都是站著的。為什麼呢？

她說，人坐著講話，精神容易鬆懈，影響聲音傳播；另外，坐著講話會讓她忘掉自己是個腿有殘疾的人，而容易做出逞強的行為。

母親的身體談不上很好，但她很注意飲食，一天只吃兩餐，也堅持和正常人一起參加活動，這點從沒改變。母親希望以親身經驗來證明，即使是平常普通的日本料理，只要營養搭配均衡，一樣可以讓虛弱者和健康人一樣生活。

最後，諸位若能從東城百合子高壽、活躍的現狀，瞭解到日本人的養生方法和和食的美妙，我將感到無比歡喜。

（二〇一八年十一月於東京）

譯後記

自然之力成就精彩人生

陳曉麗

東城老師可謂當今日本之「本物」，也是未來人類的活樣子。

何謂「本物」？「經營指導之神」船井幸雄先生曾說，真善美就是「本物」。與「本物」相伴，只會發生好事，不會發生壞事。

我與東城老師相識於二〇一五年年末。因受梁正中先生委託幫忙尋找「媽媽道」老師，我開始走進東城老師的料理教室。老師常在課上質問：你每天都和家人一起吃飯嗎？每天都做飯嗎？每天都在家門口送先生上班嗎？吃飯前好好感恩了嗎？知道筷子該怎麼放嗎？人為什麼會生病呢？誰能治好你的病呢？為什麼孩子不聽話？你知道媽媽的本分是什麼嗎？

東城老師說行動是證明「心即理」的唯一行為，也是擺脫人生困境的唯一武器，發自真心的行動，本身就符合天道，符合天道則能得人和，必然一切順利。

雖然懵懵懂懂，但在聲聲棒喝下，我開始嘗試新的活法。

二〇一六年六月，我與先生一起參加女兒的畢業典禮。這是女兒赴加拿大讀書六年來，我第一次去看她。一家人朝夕相處十天，我親手做三餐和家人共享，親子間自然進入深度對話，甚至發生了激烈爭吵。有一天，女兒長達一小時的哭訴，喚醒我作為母親的良知，也讓我看見女兒的成長，以及她許多天生的美好。

那美好突然勾起我對自己母親的回憶。

我母親總認真地擁抱孩子，用溫暖呵護培養孩子的心地。記憶中，母親總是樂呵呵的，勤奮工作之餘，每天還一刻不停地操持家事。而我到底給了孩子什麼？想著想著，淚水模糊了我的雙眼，彷彿聽到東城老師上課常說的：「妳是一個無德的媽媽，趕快積德、盡本分！」

東城老師說的「德」，是順道而為，也就是自然而然。首先是為有緣人奉獻自己，做出讓對方高興的事，這樣的事做多了，便是積德。最近的有緣人當然就是家人。於是我鼓起勇氣，為我不懂如何做好媽媽向女兒道歉，希望我們可以重新開始。女兒被我感動了，而後我們一起參加許多學習活動，共同祭拜祖先、照顧爺爺奶奶的生活……，我們的交流變得越來越順暢，從女兒那裡我學到很多，真的很開心、很幸福。

看著女兒的變化，我終於知道作為一個母親最重要的是創造愛，是積善傳家，而不是去拚搏一個又一個世界第一的業績。這是我迷途知返、回歸天道的一次重要旅程。於是我寫信給東城老師，感謝她讓我明白了一個母親必須以家庭為道場，要把「生老病死苦」等日常生活視為培育生命之根的修行。信裡我再次請求老人家允許我將此書譯成中文、介紹到華語世界去，我知道有千千萬萬個媽媽與我一樣，需要重新學習媽媽道。

同時我大幅調整日常生活，煮糙米飯、蔬菜味噌湯成了每日定課。關掉手機，認真、歡喜地品嘗食物，漸漸地，我不僅深刻感受到「完全食品」糙米的美味，也體會到進食就是承接領受大自然的許多生命，心境變得越來越安定歡喜。

不光我本人發生劇變，這兩、三年裡隨我來東城老師料理教室學習的人，或接受東城老師弟子教導的人，都因此整個人生變得越來越好。尤其是一位罹患晚期癌症的中國企業家，不但認真實踐東城老師的教導，還志願隨時隨地義務打掃廁所，並替癌症病人做東城老師的「濕布療法」，才三個月就發生奇蹟——他的癌細胞消失了。

看到我和周圍人的變化，東城老師無比欣喜。大阪料理道場、揚州料理教室的籌備，老人家都特派她的兒子五來社長到場指導。同時，她還安排我直接住在料理教室旁邊，以便更好地學習、傳承回歸天道的理念。

東城老師認為現在日本最大的問題是大人迷失了方向，孩子們找不到榜樣了。在今天這個時代，回歸生活根本的關鍵在媽媽，但今天日本普遍的現象是「有女性、但沒有媽媽」，東城老師憂心地呼籲媽媽們趕快回歸廚房，因為廚房不只是料理愛的地方，也是培養未來爸爸媽媽的地方。

東城老師矢志讓人明白自然之力，她教的不僅是料理知識，而是通過料理帶我們找回女人的本位和天命，也走進天地萬物合一的大自然和愛的世界。

這是一本極具傳奇色彩的書，一個個故事就像一顆顆珍珠，串成東城老師風雨兼程的一生。東城老師通過名師指點，自我感悟，特別是幾十年親身和眾多弟子一起實修實證，已深刻認識到宇宙自然與人類的重要關係。她想讓人們瞭解如何借自然力量完善人生，其關鍵在於讓「心」與「自然」建立連結，從而吸收自然之力。

東城老師一直強調「因緣不可思議」，她相信她和梁先生的因緣是自然力作用的結果，是上天給她送來一個「知音」，因而願將自己近百年人生的總結（個人全部書稿版權）交給梁先生。我想這是老人家傳承之志和梁正中先生「重立人根」大願的自然契合。

世事紛擾，波譎雲詭，一個人只有順應自然、回歸天道，才能保持身心平衡，也才能過上真正健康幸福的生活。謹此與各位讀者朋友共勉。

東城百合子年譜

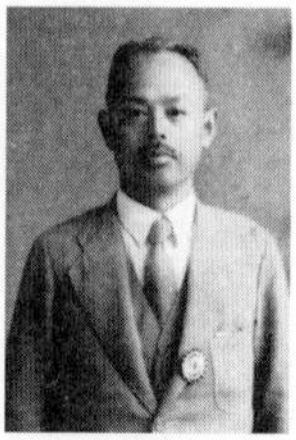

作者父親

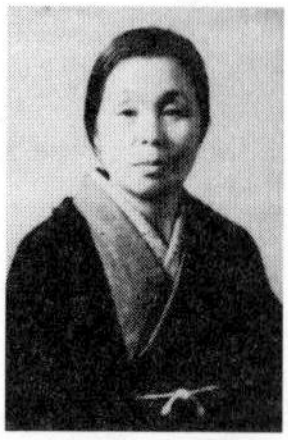

作者母親

一九二五（大正十四）年十月二十六日

作為七人兄弟姐妹中排行第四的次女，誕生於岩手縣葛卷町。

一九二六（大正十五）年 一歲

生後一年因意外事故致骨關節產生障礙，母親擔心女兒的未來，對日常生活皆嚴厲加以訓練；父親則曉諭她說「儘管腳上有毛病，但不可以讓心也帶著毛病，為造福他人而活吧」。

一九四二（昭和十七）年 十七歲

女學校畢業後前往東京，師從日本營養學創始人佐伯矩博士，一九四五年畢業後在日本紅十字病院擔任營養師，為期一年半。

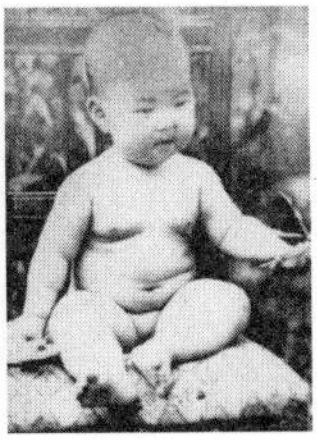
作者三個月大時留影

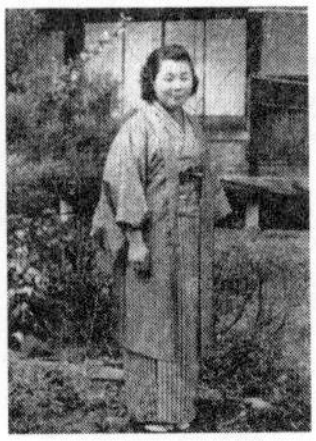
作者攝於十九歲左右

二十歲前後傾心基督教義，在參加教會活動時決心「成為拯救人類靈魂的傳教士」，不顧雙親反對，進入千葉的神學院就讀；期間半工半讀，帶給身心極大壓力，由於過勞而返鄉休養時，高燒、咳嗽不斷。

一九四九（昭和二四）年 二十四歲

被診斷出罹患重度肺結核。雖父親設法購得昂貴的抗生素讓她服用，經過一年半病情不見好轉。後聽從哥哥友人渡邊醫生建議「回歸自然」，開始吃糙米粥與草藥，高燒與咳嗽明顯緩解，一年後已可自理日常生活、做家事。

恢復健康後，為了學習專業的自然食知識，在東京知名的老師指導下修習一個月，一口糙米飯咀嚼兩百次，每天從早到晚都有做不完的打掃工作，卻覺得體能越來越好，可以輕鬆完成所有工作。

之後配合營養學知識，開始試吃生菜等自然食，對平衡的食療有了進一步的理解。再度回到千葉的神學院擔任營養師。

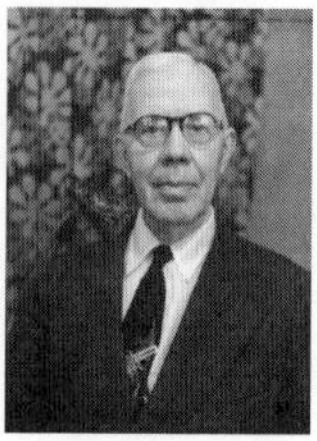

米勒博士（Dr. Harry Willis Miller, 1879-1977）

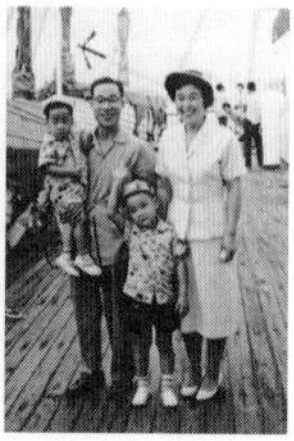

一家合影於甲板上

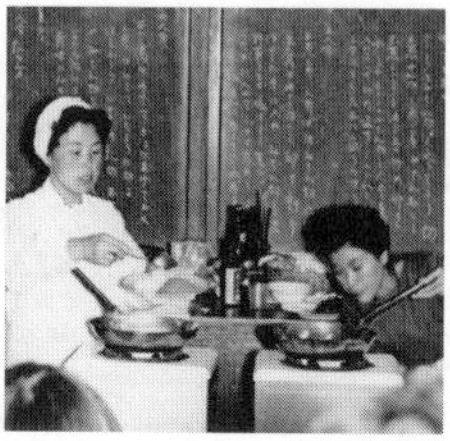

主持料理講習，黑板上寫的是食譜

一九五四（昭和二九）年 二十九歲

與五來長利氏結婚。

此時國際豆乳權威、美國的哈利・W・米勒博士來日，受其深刻感召，視為終生的導師。

一九六一（昭和三六）年 三十六歲

一家四口一起南渡沖繩，開展民眾健康運動。

一九六四（昭和三九）年 三十九歲

回到東京，開始發行《營養與健康》月刊，由丈夫執筆撰寫內容，自己專責營養教室的教學活動。

一九六五（昭和四〇）年 四十歲

邂逅心靈導師手島郁郎。

一九七二（昭和四七）年 四十七歲

丈夫突然要求離婚。

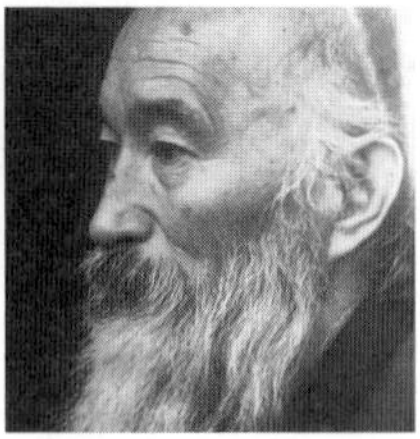
手島郁郎

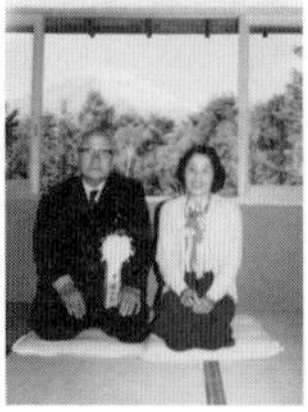
與常岡一郎合影

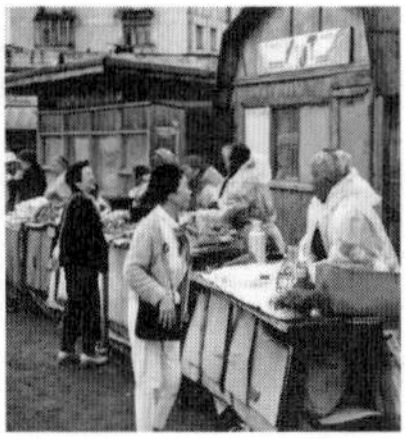
赴庫頁島尋根

一九七三（昭和四八）年 四十八歲

將所有權利皆讓渡給丈夫，之後創辦《您與健康》月刊。

結識另一位心靈導師常岡一郎。

一九七六（昭和五一）年 五十一歲

赴美國拜訪恩師米勒博士。

在九州天草體驗沙療。

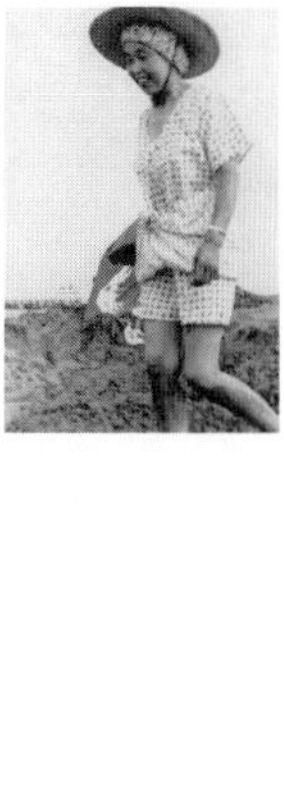
作者沙療照

一九七七（昭和五二）年 五十二歲

接觸枇杷葉溫灸療法。

把辦公室搬到現今的位置，開始了月刊雜誌特輯的免費贈閱（從特輯第十期開始，每年散發十萬份，一直堅持到現在）。

一九七八（昭和五三）年 五十三歲

《您與健康》月刊發行五周年。

從這年開始，雜誌停止刊登商業廣告。

《家庭自然療法》一書出版。

前往庫頁島尋根。

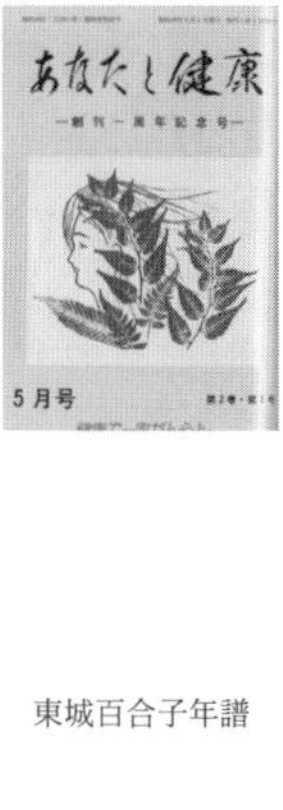

《您與健康》一週年紀念號

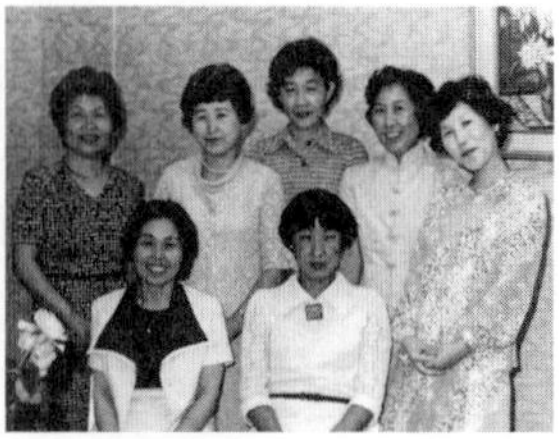

作者（前左）與月刊早期工作同仁合影

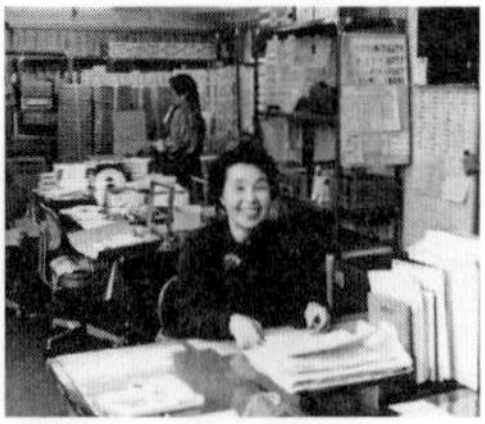

於事務所工作照

一九七九（昭和五四）年 五十四歲

《營養生理學講座教材》和《母親的營養學》出版。

一九八一（昭和五六）年 五十六歲

接受NHK（日本放送協會）廣播節目採訪。

《真心烹製的健康料理》出版。

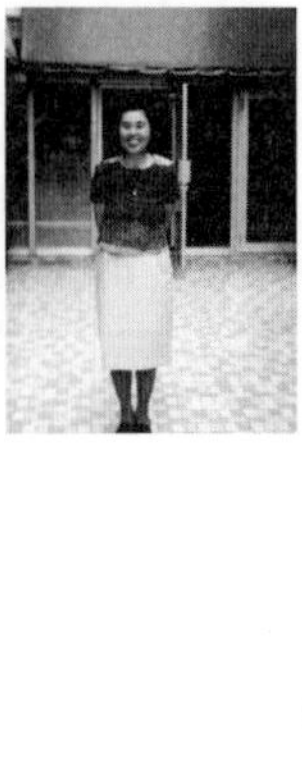

於《您與健康》創刊時

一九八二（昭和五七）年 五十七歲

《營養教室函授講義》出版，開始函授講座。

一九八三（昭和五八）年 五十八歲

《您與健康》雜誌創刊十周年，健康料理教室開課。

《自然之力》和《斷奶後的健康育兒》出版。

一九八五（昭和六十）年 六十歲

開設免費營養諮詢室。

《生活在自然中》出版。

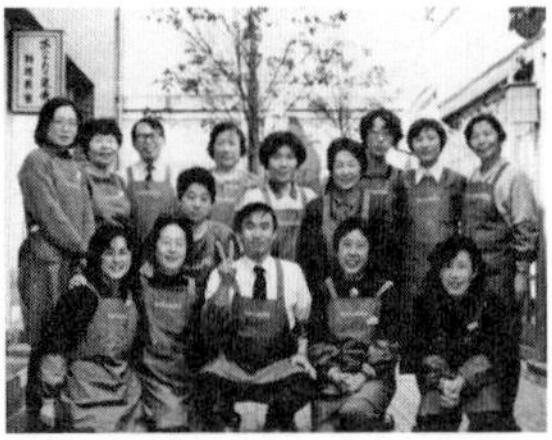

長子五來純氏進入《您與健康》任職

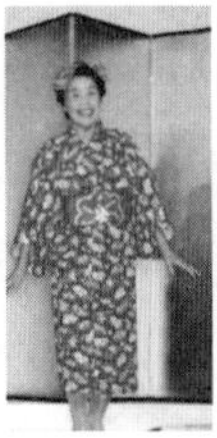

於《您與健康》十五週年慶祝會上

一九八七（昭和六二）年 六十二歲

第一次在美國發表演講。

一九八八（昭和六三）年 六十三歲

《藥草與自然療法》出版。

一九八九（平成元）年 六十四歲

《從餐桌開始的子女教育》出版。

一九九〇（平成二）年 六十五歲

健康學園開課。

《飲食改變人生》出版。

一九九一（平成三）年 六十六歲

《糙米菜食和健康料理》出版。

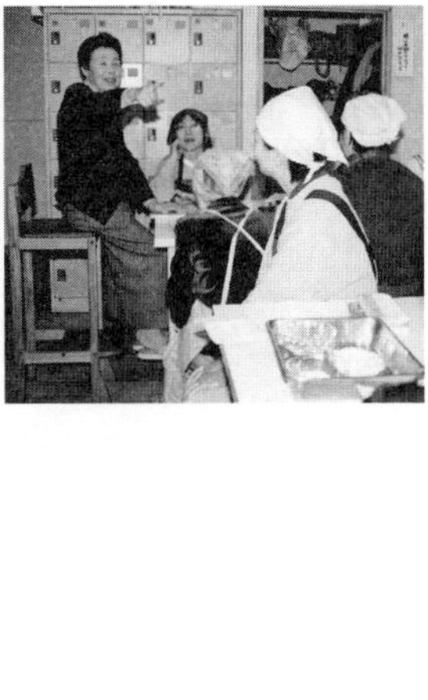

於健康料理教室上課

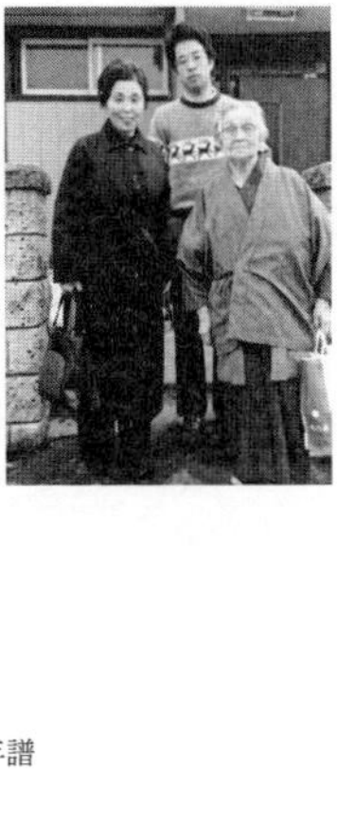

作者（左）與母親（右）及次子望月研合影

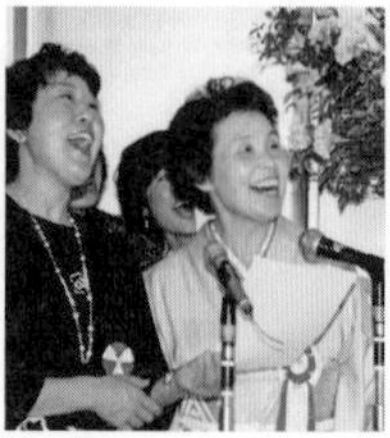
《您與健康》二十週年慶祝會

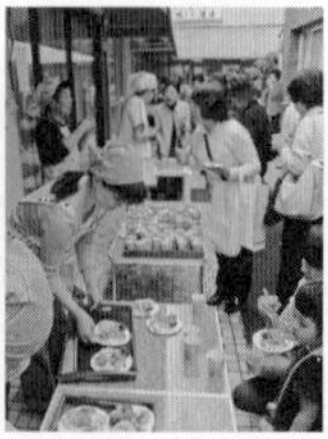
健康料理教室月例會活動

一九九二（平成四）年 六十七歲

《食物和自然療法》出版。

一九九三（平成五）年 六十八歲

《您與健康》雜誌創刊二十周年。

《心曆》第一集發行。

一九九四（平成六）年 六十九歲

《向自然學習二十年的軌跡》出版。

一九九六（平成八）年 七十一歲

《春天一定會降臨》出版。

一九九八（平成十）年 七十三歲

收到ASINAGA育英會（幫助交通事故受害者遺孤的公益團體）寄來的捐助感謝狀。

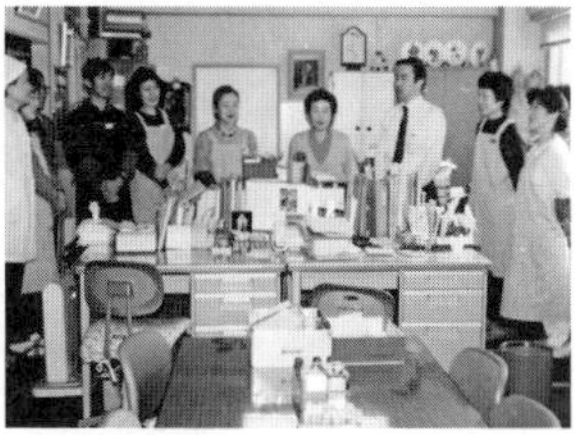

五來純氏就任《您與健康》社長

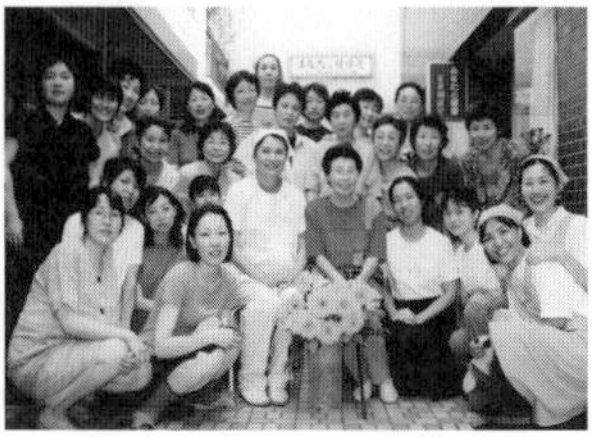

二〇〇一年料理教室

一九九九（平成十一）年 七十四歲

五來純氏就任《您與健康》社長。

《飯桌上的健康改革》出版。

二〇〇〇（平成十二）年 七十五歲

首次在瑞士舉行演講會並開辦料理教室。

因捐贈日本紅十字會而獲頒厚生大臣的感謝狀。

《感恩天道》出版。

二〇〇三（平成十五）年 七十八歲

《您與健康》雜誌創刊三十周年。

出版《笑迎風雨》日文版。

二〇〇五（平成十七）年 八十歲

《自然療法改變身體》、《枇杷葉自然療法》和《在上天的懷抱裡生活》出版。

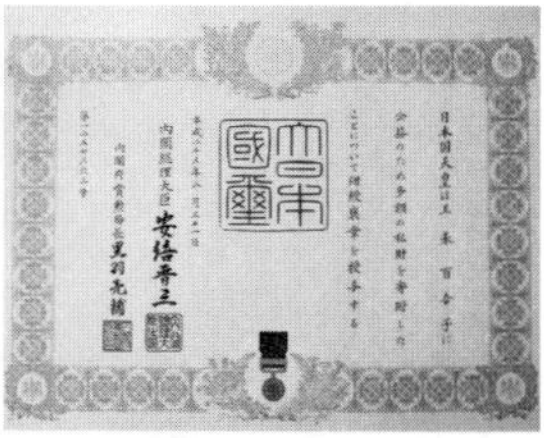

紺綬褒章

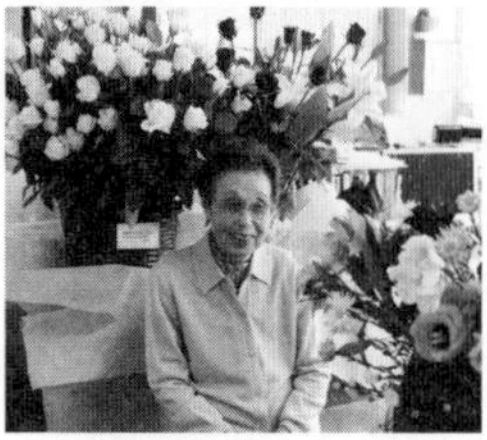

米壽（八十八歲）留影

二〇〇七（平成十九）年 八十二歲

《您也可以做到的健康飲食生活》出版。

二〇〇八（平成二〇）年 八十三歲

《您與健康》雜誌創刊三十五周年。

《心曆》第二集發行。

二〇一〇（平成二二）年 八十五歲

《自然療法簡單生活》出版。

二〇一三（平成二五）年 八十八歲

《您與健康》雜誌創刊四十周年。

因對社會公益與慈善事業的傑出貢獻獲日本政府頒授紺綬褒章。

二〇一四（平成二六）年 八十九歲

《飲食改變孩子的人生》出版。

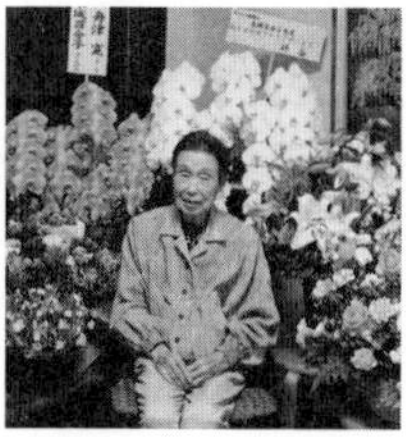
九十大壽

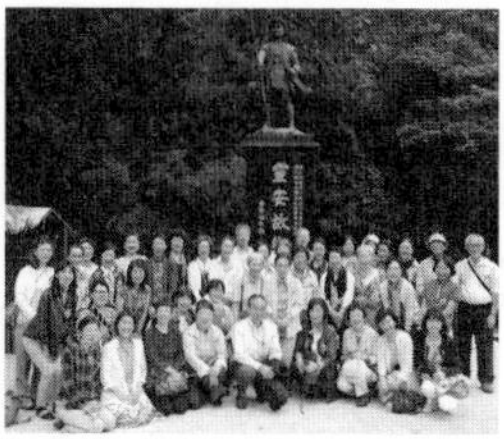
烏來瀑布「高砂義勇隊紀念園區」留影

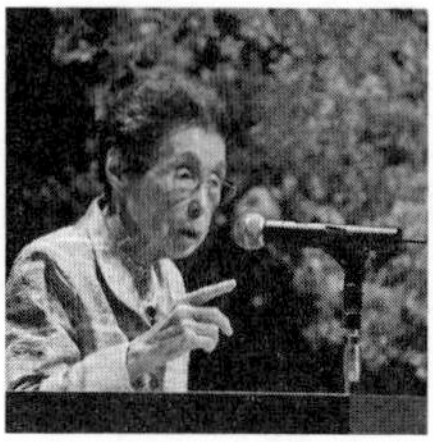
始終站著演講

二〇一五（平成二七）年　九十歲

踏上訪問台灣的歷史研修之旅。

一九七八年出版的《家庭自然療法》發行量超過一百萬冊。

《更加喜歡日本》雜誌創刊。

二〇一六（平成二八）年　九十一歲

再度前往台灣進行歷史研修之旅。

不再舉辦公開演講活動。

二〇一八（平成三〇）年　九十三歲

《活生生的實例加引導 自然療法》、《健康的吃法 幸福的活法》出版。

《心曆》第三集發行。

自傳《笑迎風雨》中文版發行。

二〇二〇（令和二）年　九十五歲（實歲九十四）

二月二十二日與世長辭。

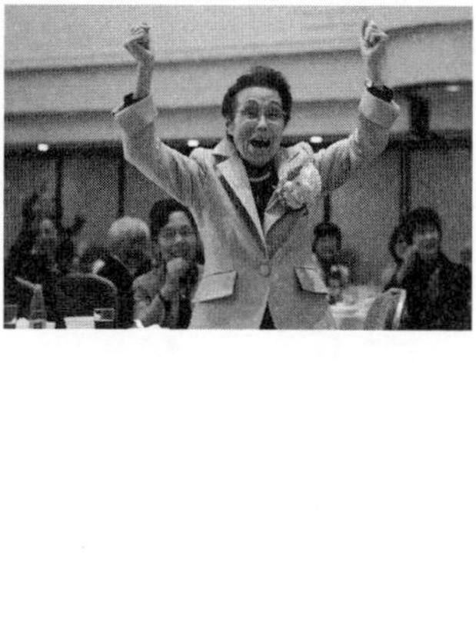
祝壽大會留影

笑迎風雨

作者　東城百合子
譯者　陳曉麗

編輯顧問　吳繼文
總 編 輯　夏瑞紅
文字編輯　櫻井心、陳正益
封面設計　張士勇
內頁編排　集一堂
行銷企畫　陳穎青
行政編輯　謝依君

發行人　梁正中
出版者　正好文化事業股份有限公司
地址　台北市民權東路三段106巷21弄10號
電話　02-2545-6688
網站　www. zenhow.group/book
Email　book@zenhow.group

總經銷　時報文化出版企業股份有限公司
電話　02-2306-6842
地址　桃園市龜山區萬壽路2段351號

製版印刷　沈氏藝術印刷股份有限公司

初版二刷　2023年3月10日
定　　價　新台幣360元

ISBN 978-986-97155-0-8

國家圖書館出版品預行編目（CIP）資料

笑迎風雨 / 東城百合子著 ; 陳曉麗譯. -- 初版. --
臺北市 : 正好文化, 2018.12
面 ;　公分
譯自 : マイナスもプラスに生きる :
心の健康は身体も健康に導く
ISBN 978-986-97155-0-8(平裝)
1.健康法
411.1　　107019411